FUJITA'S TEXT 1

腹腔鏡下幽門側胃切除

―outermost layerに基づくこだわりの手術―

監修
宇山一朗

編著
石田善敬
角谷慎一
柴崎　晋
中内雅也

金原出版株式会社

序　文

　1991年に北野正剛先生が世界初の腹腔鏡補助下幽門側胃切除を施行してから早いもので四半世紀が経過しました。この間に，腹腔鏡用エネルギーデバイスや内視鏡用カメラなどの医療機器が大きく改良され，外科医の研鑽とあいまって，さらには患者さんからのニーズが後押しして，腹腔鏡下胃切除は大きく発展いたしました。2014年度版の内視鏡外科診療ガイドラインではcStageI胃癌に対して腹腔鏡下幽門側胃切除が推奨度Bとなり，標準治療のひとつとして位置付けられるようになりました。2015年度の胃癌に対する胃切除手術の約半分は腹腔鏡手術にて行われており，実臨床においても大きく発展，浸透してきました。学会はもちろんのこと，Web上でも多くの達人達の手術動画を簡単に見ることができるようにもなってきています。そして今では，開腹手術を知らずに腹腔鏡手術のみで育った若手外科医も珍しくなくなってきております。つまり，腹腔鏡下胃切除は，もはや特別な手術ではなくなったのだと実感する今日この頃です。

　小生は，1997年に藤田保健衛生大学に赴任して以来，本格的に腹腔鏡下胃癌手術を開始し，体腔内吻合，膵上縁郭清を含む系統的リンパ節郭清，進行胃癌への適応拡大など，数々の課題に挑戦してまいりました。その間には，多くの仲間達と日夜議論を深めながら，目の前の一症例毎に問題点を一つずつ改善させ，よりよい手技の開発，より安定した手術手技の定型化を目指して手技の改良を重ねてきました。今では腹腔鏡下胃切除は2000例を超えており，これらの経験を踏まえて確立したものが，outermost layerに基づいた郭清手技と自動縫合器を用いた体腔内吻合です。

　この度，「FUJITA'S TEXT 1 腹腔鏡下幽門側胃切除─outermost layerに基づくこだわりの手術─」を上梓する運びとなりました。Outermost layerに基づいた郭清手技は，今では小生の中で最も重要なコンセプトのひとつとなっております。このコンセプトを，初学者でも容易に理解できるように，本書は全てイラストによって作成いたしました。我々が伝えたいと思う部分は，シンプルなイラストとそのコンセプトの説明を余すところなく盛り込むことで，より理解が深まるものと信じております。一人でも多くの若手外科医が本書を手にし，当科で築き上げ確立してきた腹腔鏡下胃切除のコンセプトを理解し，吸収して頂くことを切に望んでおります。それによって自身の手術技術の向上，ひいてはそれが目の前の患者さんの治療成績向上につながることを期待しています。最後に，本書の作成にあたり，激務の中執筆してくれた現医局員，元医局員の先生方，内視鏡手術手技確立・向上のため長年ともに切磋琢磨してきた多くの先生方，そして企画・校正などで大変お世話になりました金原出版株式会社の森崇氏，片山晴一氏，イラストレーターの川本満氏に深謝いたします。

2017年11月吉日

藤田保健衛生大学　総合消化器外科　主任教授

宇山　一朗

執筆者・協力者 一覧

藤田保健衛生大学 総合消化器外科
　宇山　一朗
　稲葉　一樹
　菊地　健司
　角谷　慎一
　中村　哲也
　柴崎　　晋
　中内　雅也
　中村　謙一
　戸松　真琴
　後藤　　愛
　梅木　祐介
　天野さやか
　松尾　一勲
　鶴　　安浩

藤田保健衛生大学 坂文種報德會病院
　古田　晋平

慶應義塾大学 腫瘍センター
　須田　康一

姫路医療センター 消化器外科
　佐藤　誠二

一宮西病院 外科
　石川　　健

兵庫医科大学 上部消化管外科
　石田　善敬

富士宮市立病院 外科
　礒垣　　淳

大阪赤十字病院 消化器外科
　金谷誠一郎

帝京大学医学部附属溝口病院 外科
　谷口　桂三

小倉記念病院 外科
　河村祐一郎

Contents

略語表 ……… ix

第1章 基本セッティング　　1

1-1 ポート配置 ……… 2

1-2 使用機材の紹介 ……… 4
1. Scope ……… 4
2. エネルギーデバイス ……… 4
3. 鉗子類 ……… 7
4. 止血用器具 ……… 8
5. 自動縫合器 ……… 9
6. ポート ……… 9
7. サージカルクリップ ……… 10
8. 糸針 ……… 10
9. 肝挙上 ……… 10

第2章 胃大弯側の郭清　　11

2-1 #4sbリンパ節の郭清 ……… 12
1. 分水嶺の確認と術野展開 ……… 12
2. 大網左側の切離，結腸間膜の生理的癒着を確認 ……… 13
3. 脾下極の確認 ……… 15
4. 左胃大網動静脈を含む血管束（Pedicle）の確認 ……… 16
5. 左胃大網動静脈切離 ……… 17
6. #4sbリンパ節の上縁切離 ……… 18
7. 胃大弯壁沿いの郭清組織剥離 ……… 20
7'. 番外　胃大弯壁沿いの郭清組織剥離（補足）……… 21

2-2 #6リンパ節郭清前操作 ……… 22

1. 大網切離 ……… 22
2. 大網の右側への切離，横行結腸間膜前葉と胃後壁の生理的癒着剥離 ……… 23
3. 胃後壁と膵前面との生理的癒着剥離 ……… 24
4. 膵下縁の漿膜切離 ……… 25
5. 胃結腸静脈幹，右胃大網静脈と副右結腸静脈の同定 ……… 26
6. 結腸間膜の授動，大網の切離 ……… 27
7. 右側大網切離と十二指腸球部への到達 ……… 28

2-3 #6リンパ節の郭清 ……… 30

1. RGEAの同定 ……… 30
2. デルタ地帯の確認と進入 ……… 31
3. #6vリンパ節背側の剥離 ……… 32
4. #6vリンパ節背側下縁まで剥離 ……… 33
5. RGEVを根部で切離 ……… 34
6. #6vリンパ節下端の切離 ……… 35
7. 十二指腸壁に沿った郭清（腹側） ……… 36
8. ASPDAのoutermost layerに沿った郭清 ……… 38
9. 幽門下動脈の確認，処理 ……… 39
10. RGEAの処理 ……… 40
11. 十二指腸壁に沿った郭清（背側） ……… 41

2-4 十二指腸の離断 ……… 42

1. 展開 ……… 42
2. RGAと十二指腸球部の間の切離 ……… 43
3. 剥離部へのガーゼ挿入 ……… 44
4. 腹側より十二指腸頭側縁の切離 ……… 45
5. 十二指腸球部の全周性剥離，剥離スペースの確認 ……… 46
6. 十二指腸の前後壁方向へのひねり，ならびに切離 ……… 47

第3章　膵上縁の郭清
49

3-1 肝十二指腸間膜内側の郭清 ……… 50

1. 十二指腸切離後，展開 ……… 50
2. 逆L字漿膜切開〜固有肝動脈のoutermost layerに沿ってラインどり ……… 51
3. 小網切離 ……… 52

- ④ ＃1リンパ節頭側縁決定（食道露出） ……… 53
- ⑤ ＃9リンパ節上縁決定（右横隔膜脚の漿膜切離） ……… 54
- ⑥ 膵上縁漿膜切離 ……… 55
- ⑦ 膵上縁の展開 ……… 55
- ⑧ ＃8aリンパ節と総肝動脈のoutermost layer ……… 56
- ⑨ 右胃動脈背側のスペース ……… 58
- ⑩ 固有肝動脈のoutermost layer ……… 58
- ⑪ 右胃動脈切離 ……… 59
- ⑫ 固有肝動脈背側のoutermost layer，門脈と＃12aリンパ節の同定 ……… 60
- ⑬ 肝十二指腸靭帯漿膜切離 ……… 60
- ⑭ ＃9（右），＃8aリンパ節の外側漿膜切離 ……… 60

3-2 内側アプローチ・左胃動脈切離 ……… 63
- ① 膵上縁漿膜切離（脾動脈沿い） ……… 63
- ② 膵上縁前面の術野展開 ……… 63
- ③ 左胃静脈の処理 ……… 65
- ④ 左胃動脈のoutermost layer（左右） ……… 66
- ⑤ 左胃動脈の神経処理とクリッピング後切離 ……… 67
- ⑥ 腹腔動脈右側のoutermost layer ……… 68

3-3 右側＃9リンパ節郭清 ……… 70
- ① 神経把持による術野展開 ……… 70
- ② 総肝動脈背側のoutermost layer ……… 71
- ③ ＃9（右）～＃8aリンパ節可及的深部で切離 ……… 72

3-4 左側＃9リンパ節郭清 ……… 73
- ① 左横隔膜脚から癒合筋膜前面の層の剥離，術野展開 ……… 73
- ② 脾動脈のoutermost layer ……… 73
- ③ ＃9（左），＃11pリンパ節の術野展開 ……… 74
- ④ 脾静脈の剥離，同定 ……… 75
- ⑤ 脾動脈背側の膵後筋膜と後腹膜 ……… 75
- ⑥ ＃11pリンパ節近位側の授動 ……… 75
- ⑦ ＃9（左）リンパ節を可及的深部で切離 ……… 79

3-5 胃小弯の郭清 ……… 80
- ① 胃背側の露出 ……… 80
- ② 口側郭清境界の設定 ……… 80
- ③ 直動脈の処理，小弯筋層の露出による郭清 ……… 81

第4章　再建　　83

リニアステイプラーを用いた体腔内吻合 ……… 84
幽門側胃切除術後の再建方法の選択 ……… 84

4-1　Billroth-Ⅰ法再建 ……… 85

1. 十二指腸切離 ……… 85
2. 残胃側小孔の作成 ……… 86
3. 十二指腸側小孔の作成 ……… 87
4. ステイプラーの挿入〜吻合まで ……… 88
5. 共通口の閉鎖 ……… 91

4-2　Billroth-Ⅱ法再建 ……… 94

1. 残胃-空腸吻合方向の決定 ……… 94
2. 空腸吻合位置の決定 ……… 95
3. 残胃の小孔作成 ……… 96
4. ステイプラーの挿入〜吻合まで ……… 97
5. 共通口の閉鎖 ……… 99
6. 輸入脚の吊り上げと残胃の横隔膜脚への固定 ……… 102
7. "順蠕動風"の残胃-空腸吻合 ……… 103

Index ……… 105

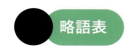

略語	英語	日本語
ARCV	accessory right colic vein	副右結腸静脈
ASPDA	anterior superior pancreatic duodenal artery	前上膵十二指腸動脈
ASPDV	anterior superior pancreatic duodenal vein	前上膵十二指腸静脈
CA	celiac artery	腹腔動脈
CHA	common hepatic artery	総肝動脈
Eso	esophagus	食道
GCT	gastrocolic trunk	胃結腸静脈幹
GDA	gastroduodenal artery	胃十二指腸動脈
IPA	infrapyloric artery	幽門下動脈
LGA	left gastric artery	左胃動脈
LGV	left gastric vein	左胃静脈
N	nerve	神経
Panc	pancreas	膵臓
PHA	proper hepatic artery	固有肝動脈
PV	portal vein	門脈
RGA	right gastric artery	右胃動脈
RGEA	right gastroepiploic artery	右胃大網動脈
RGEV	right gastroepiploic vein	右胃大網静脈
SMV	superior mesenteric vein	上腸間膜静脈
SpA	splenic artery	脾動脈
SpV	splenic vein	脾静脈

第 1 章
基本セッティング

1-1 ポート配置

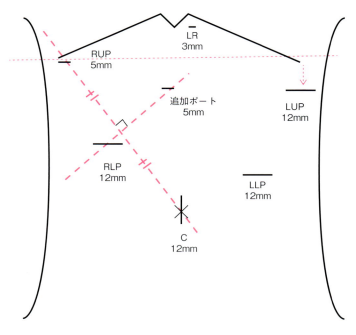

図1 ポート配置

RUP：Right Upper Port, RLP：Right Lower Port,
LUP：Left Upper Port, LLP：Left Lower Port,
C：カメラポート, LR：Liver Retractor

　全身麻酔下に左上肢外転開脚位とし，基本的には通常の腹腔鏡下胃切除とほぼ同様のポート配置（5-trocar system）で行う（図1）。

- 臍部を縦切開し12 mmバルーン付トロッカー（Kii Balloon Blunt Tip System, 12×100 mm, Applied Medical Resources Corporation）を挿入する。10-12 mmHgの気腹圧で送気を開始し，約10°頭高位とする。腹腔内の癒着などを確認した後に上腹部に逆台形型にポートを留置する。ポート挿入予定位置ごとに23Gカテラン針を試験穿刺して術野へのアクセスをイメージして最適な刺入部位を決める。

- 通常，腹腔鏡下胃切除の際は右肋骨弓下のドーム直下（胆嚢底部腹側）に5 mm（Right Upper Port：RUP）を挿入する。カメラポートとRUPを結ぶ直線の中線やや尾側に12 mm（Right Lower Port：RLP）を挿入する。

- 膵上縁郭清の際に膵臓や血管に鉗子が当たる場合には，追加ポートを考慮する。その際は，カメラポートとRUPを結ぶ直線の中線上で可及的頭側で正中より左側に越えない部位に5 mmを挿入する。

- 左側は，胃大弯の最も尾側の高さを目安とした左肋骨弓下に12 mm（Left Upper

Port：LUP），カメラポートとLUPを結ぶ中線上やや尾側に12 mm（Left Lower Port：LLP）ポートを留置する。LUPは，RUPよりもやや尾側になる。
- 各々のポートにおける操作性を向上させるために，それぞれのポート間距離は4横指程度離れていることが望ましい。
- 心窩部より肝円索左側に肝挙上鉤を挿入し，肝左葉を挙上・圧排する。
- 基本的に術者は患者右側から操作を行い，助手が患者左側に立つが，＃6リンパ節郭清の際は術者が患者左側に，助手が患者右側に立つ。スコピストは脚間に立つ。

1-2 使用機材の紹介

1 Scope

オリンパス製のシステムVISERA ELITEを使用する。flexible scopeを愛用しており，症例によって2DのENDOEYE FLEXと3DのENDOEYE FLEX 3Dを使い分けている。

2 エネルギーデバイス

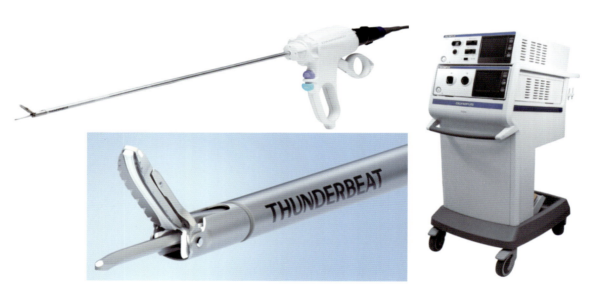

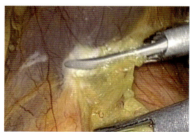
a. Thick-bite sealing

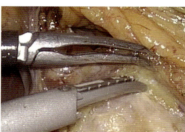
b. Thin-bite cutting

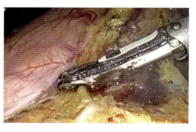
c. Backside coagulation

図2 Surgical energy devices：THUNDERBEAT（オリンパス）

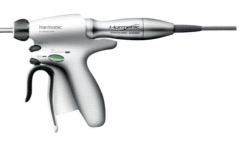

図4 Harmonic Ace+7（ETHICON）

・ブレード先端の温度：MAXモード 116.8 ± 16.7 ℃，MINモード 126.9 ± 13.2 ℃
（Ken Eto, et al. Surg Laparosc Endosc Percutan Tech. 2015 Feb ; 25（1）: e37-41.）
・側方への拡散具合：2.54mm（Ethicon Globalサイト掲載資料，2016）
・ティシューパッドの温度：5秒のアクティベートで45 ℃
（Kim JS, et al. Int J Urol. 2010 Apr ; 17（4）: 377-81.）

　症例によっては，Harmonic Ace+7（ETHICON）も使用している（図4）。tissue-pad側の温度が低く，またtissue-padの滑りがよい点，active bladeに低摩擦コーティングがされており，焦げ付きが防止できる点などの利点がある。
　これらを上手に使い分けることでより安全でより精緻な手術ができると考えている。

③ 鉗子類

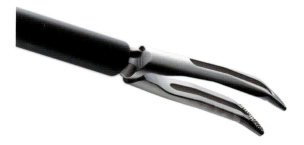

a. Left-hand type Grasping forceps WA64360A
（"Mancina"）

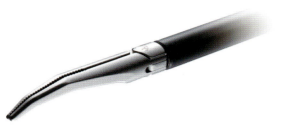

b. Finger type Maryland Dissection forceps
WA64300A（"Natasha"）

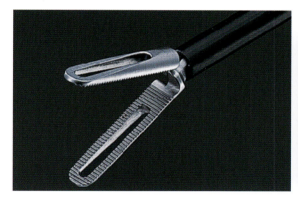

c. Johann Grasper WA64120A

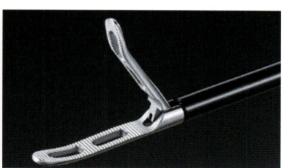

d. Grasping forceps WA64150A（"Croce"）

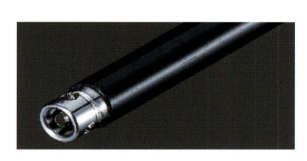

e. Suction and irrigation tube with button electrode
WA51138A + WA51172S

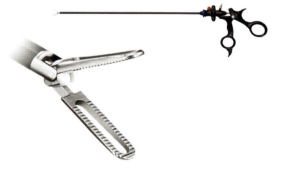

f. Johann type Bipolar Grasping forceps WA64120C

図5 Forceps and hemostats specialized for advanced laparoscopic surgery

代表的な鉗子を列挙する（図5）。
- 術者左手把持鉗子マンチーナ（オリンパス，図5a）：イタリア語の左手の女性名詞に由来
- 術者剥離鉗子ナターシャ（オリンパス，図5b）：ロシア人女性の美しい指の形をイメージして命名
- 両開き助手頭側把持鉗子ヨハン（オリンパス，図5c）
- 片開き有窓無傷把持鉗子クローチェ（オリンパス，図5d）

4 止血用器具

代表的な止血用器具を列挙する。
- 吸引付きモノポーラ鉗子（オリンパス，図5e）：THUNDERBEATのモノポーラソフトコアギュレーションモードにて使用。血液を吸引しながら出血点をピンポイントで焼灼できる。
- ヨハン型バイポーラ鉗子（オリンパス，図5f）：THUNDERBEATのバイポーラソフトコアギュレーションモードにて使用。
- トロックスガーゼA（オオサキメディカル）：12 mmのポートから挿入可能。出血点がわかりにくい場合，気腹圧を12-15 mmHgに上げてトロックスガーゼで圧迫することで出血を下火にできる。
- サージセル（ETHICON）：膵や腸管，血管等焼灼止血で熱損傷が危惧される場合，圧迫止血の補助に使用。
- タコシール（CSLベーリング）：シート状の止血補助剤としては最も強力な止血力を有する。6-8等分し，挿入時に濡れないようにトロックスガーゼに挟んで12 mmポートから体腔内に入れて使用する。
- ネオベール（グンゼ）：気管膜様部や膵断端，リンパ節郭清終了部等組織の保護を兼ねて使用することがある。ベリプラスト（CSLベーリング）やボルヒール（帝人ファーマ）と一緒に使用する場合は，ネオベールを体外でB液（青色）に浸して体腔内に入れ，保護したい部位に貼り付けた後，ロングエラスターの外筒からA液を散布して固める。
- シリゲータ（富士システムズ）：モノポーラ付き吸引管に被せ，止血作業時に少量ずつ生食を滴下することで止血力が増強される。
- その他：腹腔鏡用ブルドック鉗子，ラプラタイ（ETHICON）等を常に準備しておくと，主要血管損傷時の緊急止血操作に有用である。

5 自動縫合器

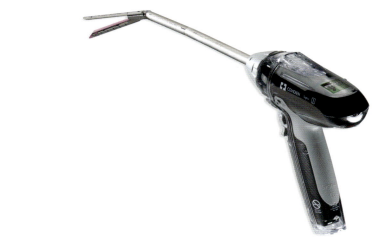

a. Signia　ステープリングシステム（Covidien）

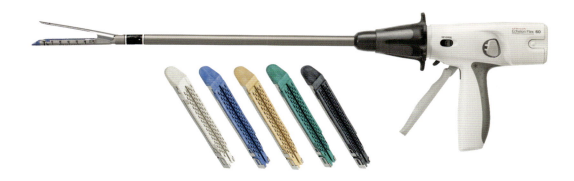

b. Powered ECHELON FLEX GST System ＆ GSTカートリッジ（ETHICON）

図6 自動縫合器

　当科では後述のとおりリニアステイプラーを用いた体腔内吻合法を標準としている。腔内吻合に適した自動縫合器としてSignia ステープリングシステム（Covidien）（図6a），Powered ECHELON（ETHICON）＋ETS（ETHICON）（図6b）等を使用する。

6 ポート

　ガーゼやステイプラー，針を頻回に出し入れする部位には，最も耐久性の高いExcel（ETHICON）を使用する。鉗子の出し入れのみに使用するポートはコストも考慮してVersaport Bladeless Optical Trocar（Covidien）やKii Access System（Applied Medical Resources Corporation）等を使用する。カメラポートにはロボット支援手術と同じく気密性を維持しやすいKii Balloon Blunt Tip System（100 mm，Applied Medical Resources Corporation）を用いる。通常，カメラおよび胸部用ポート長は100 mm，腹部用ポート長

は75 mmとする。

　小開腹後の気密性保持にもコツがある。体腔外縫合操作を伴わない場合は閉腹の1層目（筋膜―腹膜）の糸を全てかけて中央の2針を残してすべて結紮し，残した糸の間からバルーン付きカメラポートを挿入してバルーンを膨らませて気密性を保つ。

7　サージカルクリップ

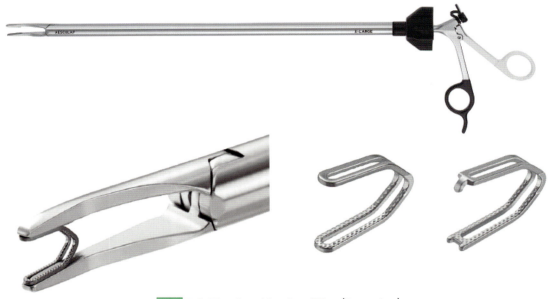

図7　DS Titanium Ligation Clip（Aesculap）

　通常はscissoring現象が起こりにくい10 mmのclip（M or ML）を使用している。最近はAesculap社製のDSクリップ（DS Titanium Ligation Clips）を使用している。安定感もあり，クリップの長さもS，SM，M，ML，Lと複数あり，使い勝手がよい。

8　糸針

　当科では，縫合結紮は体腔外結紮によるmodified Roeder's knotを基本としている。腸管等自然な創傷治癒反応が期待できる部位には3-0モノクリル90 cm（ETHICON）を，漿膜欠損部等鏡視下手術で糸が外れると十分な癒着が期待できない部位には3-0プロリン90 cm（ETHICON）を使用する。

9　肝挙上

Nathanson Hook Liver Retractor（ユフ精器）を使用している。

第2章

胃大弯側の郭清

図中の記号について

L：術者左手　**R**：術者右手

L：助手左手　**R**：助手右手

2-1 #4sbリンパ節の郭清

1 分水嶺の確認と術野展開

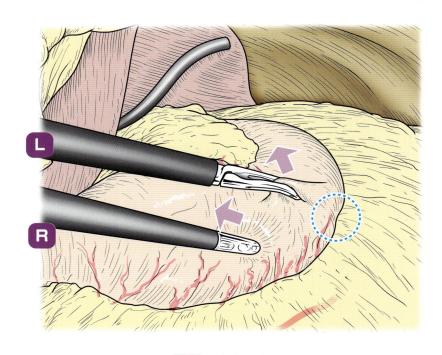

図8 分水嶺の確認

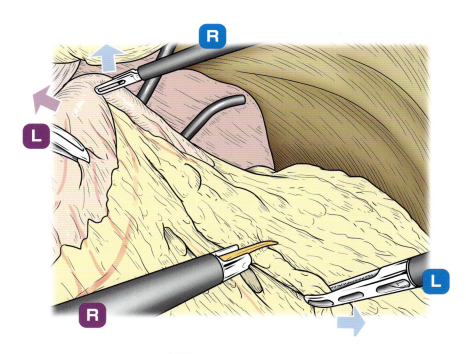

図9 大網左側の術野展開

患者右側から胃を手前にたぐるように大弯側の血管流入部を口側方向に順に観察すると左右胃大網動脈の分水嶺を同定することができる。術者はその近傍大弯側前壁の胃と，その肛門側の胃大弯側前壁を両手で把持し，腹側頭側かつ患者右側に挙上する（図8）。可動性を確認するとともに網嚢が透見できる部位を確認する（脂肪の多い症例でも正中より左側に必ず脂肪の薄い部分が存在する）。頭側の胃を助手が右手で把持し，リバーリトラクターの刺入部に向けて牽引する。切離部位（胃大網動静脈から3－4cm程度離れた部位）の大網の横行結腸付着部を助手が左手で把持し，三角形の面を形成する（図9）。

2　大網左側の切離，結腸間膜の生理的癒着を確認

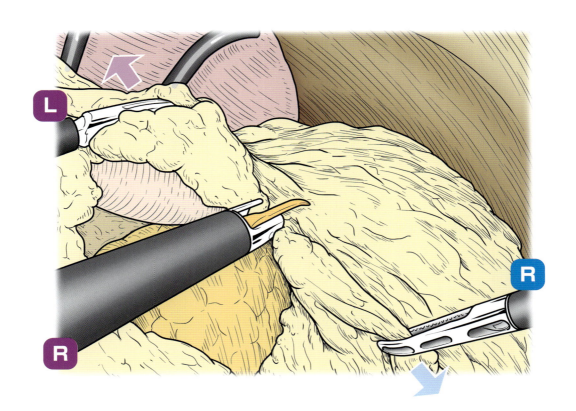

図10　網嚢の開放，大網左側の切離

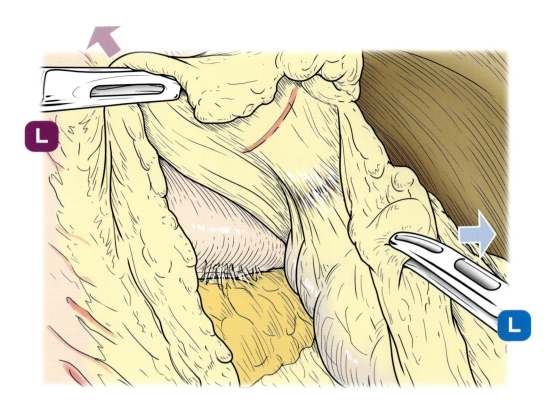

図11 網囊内側からの切離，生理的癒着剥離

　大網を切開すると網囊が開放され，胃の後壁が確認できる（図10）。大網を左側に向かって切離していき，網囊を内側より見ると大網と横行結腸間膜との間に白色の線維性癒着（生理的癒着）が確認できる。この生理的癒着を目安に左側に向かって切離していくと結腸を損傷することなく適切な部位で大網が切離できる（図11）。このとき，助手の左手は結腸側の大網を適宜持ち替えながら，適度な緊張を保つ。それでも緩む場合には術者左手で切除予定部位近傍の胃側大網を把持するとよい。右側大網も可及的に切離しておく。横行結腸間膜前葉が吊り上がって胃後壁と生理的癒着を形成していることが多いため，結腸間膜の損傷に注意しながら右側大網を切離していく。右側切離はこの視野でできる範囲の右側大網切離を可及的にしておくとよい。

NOTE　生理的癒着を小まめに切離していくと，解剖学的構造が明らかになるだけでなく，助手の展開も容易になるため，早めに生理的癒着を剥離しておく。特に内臓脂肪が多い症例においてはその有用性が高いと考える。

3 脾下極の確認

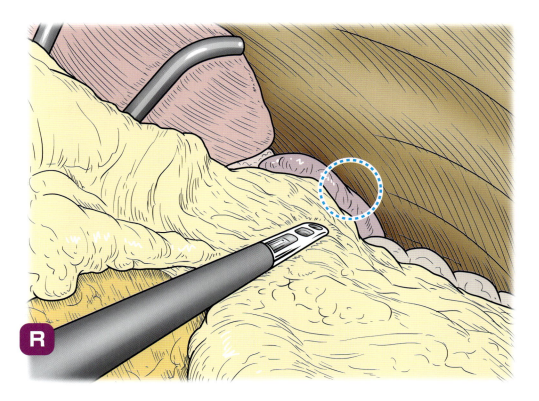

図12 切離ラインの確認・脾下極

　助手が左手で切離部位近傍の結腸側大網を把持し，右側，左側に振ることで，網嚢内側，外側を確認しながら大網を切離していく（図11）。外側は脾の下極を確認しながら切離していく（図12）。内側では，大網と結腸間膜との生理的癒着部を切離していく。

 NOTE　大網と結腸間膜はよく観察すると脂肪の性質が異なるため，容易に判別できる。脂肪の性質を見極めながら剥離操作を進めていくことが肝要である。

4 左胃大網動静脈を含む血管束（Pedicle）の確認

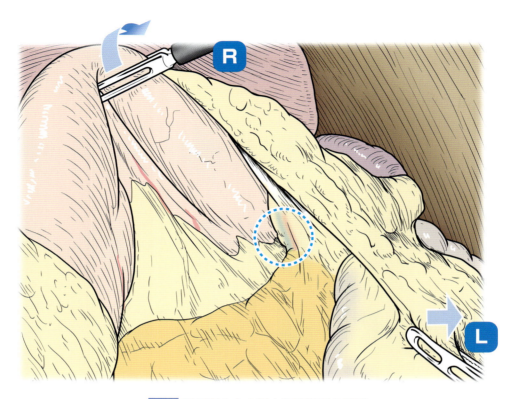

図13 膵尾部から左胃大網動静脈の確認

　網嚢に十分なスペースが開いたら，助手は右手で胃後壁の大弯寄りを把持し，腹側に挙上させる。いったん手前（尾側）に引いてから腹側に挙上することで，切除した大網を頭側に反転させることができ，操作に邪魔な大網を頭側に隠すことができる。脾下極が確認できるあたりに到達すると，助手が左手で結腸間膜を把持し，画面上方向を12時とした場合に3時方向に引くことで，網嚢内側より，膵尾部より立ち上がる左胃大網動静脈を含むPedicleを確認することができる（図13）。

5 左胃大網動静脈切離

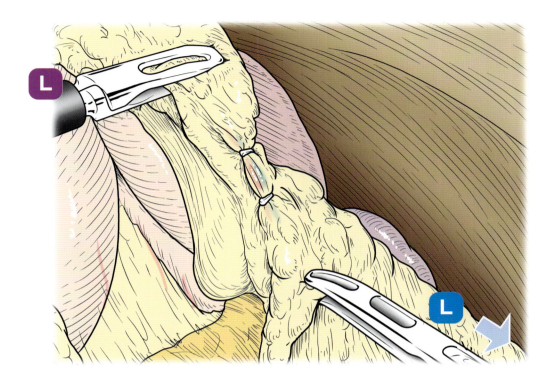

図14 左胃大網動静脈をクリップ

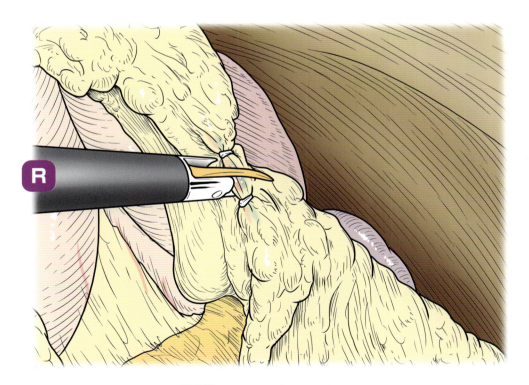

図15 左胃大網動静脈の切離

術者左手で左胃大網動静脈を含むPedicleを把持し緊張をかける。助手の左手は根部付近の大網を4-5時方向やや手前に牽引し緊張をかける。Pedicleの周囲を剥離したのち，動静脈を一括にしてクリップ（図14），切離する（図15）。左胃大網動脈の脾動脈からの分岐部周囲は#10リンパ節であり，D1+郭清では郭清対象外である。目安として大網枝が確認できれば，同部より末梢（脾臓から離れる側）で処理するように心がける。根部に寄りすぎると脾下極枝を一緒にクリップしてしまうことがあるので，注意が必要である。

> **NOTE**　通常は左胃大網静脈の方が動脈よりも手前に来ていることが多い。動静脈を一括ですくう場合には，すぐ背側に動脈が伴走していることを意識して剥離鉗子を通すようにする。

6　#4sbリンパ節の上縁切離

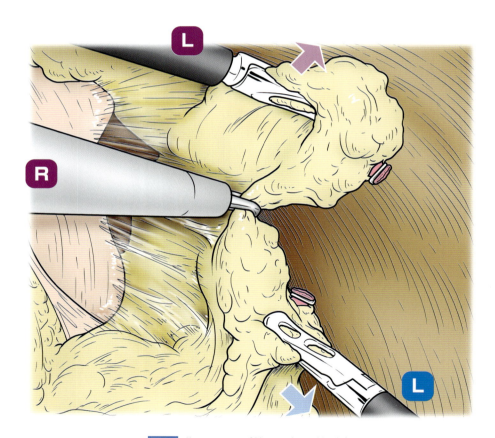

図16　#4sbリンパ節の上縁切離（1）

　術者左手で切除側血管断端周囲の脂肪織を把持し2時方向に牽引する。助手の左手で残存側血管断端の周囲脂肪織を把持し4時方向に牽引する（図16）。通常は，左胃大網動静脈系から栄養される部位と短胃動静脈系から栄養される部位との間に疎性結合性領域（無

血管領域）が認められ，ここが＃4sbリンパ節郭清頭側縁となる。

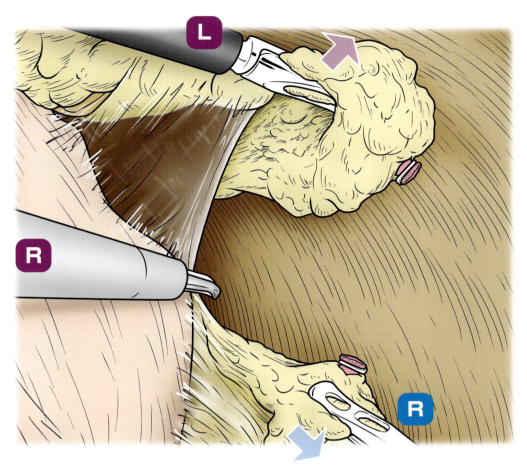

図17 ＃4sbリンパ節の上縁切離（2）

　切除した血管から胃壁に向かって水平方向へ大網を切除していき，胃壁へ到達する（図17）。

7 胃大弯壁沿いの郭清組織剥離

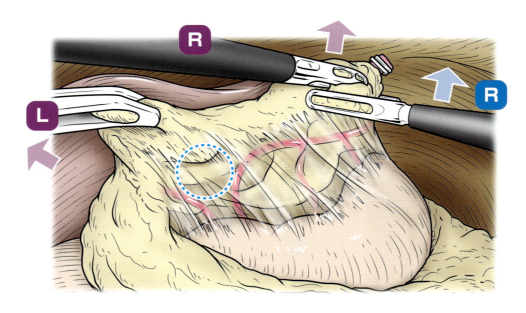

図18 胃大弯壁沿いの郭清組織剥離（1）

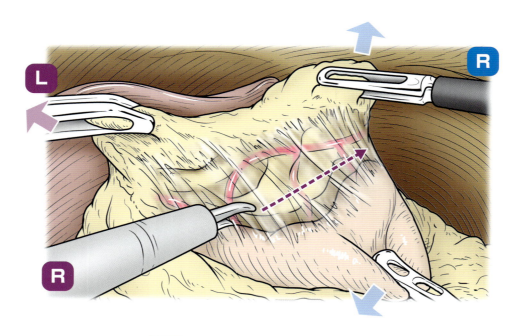

図19 胃大弯壁沿いの郭清組織剥離（2）

　胃壁まで到達した後は，助手の右手はいったん把持していた胃後壁を離す。その後に左胃大網動静脈の切除側クリップ断端周囲の脂肪織を把持し，1時方向頭側に牽引させる。背側から分水嶺（青丸囲み）を確認してから術者左手で分水嶺近傍の大網を把持し，10時方向尾側に牽引する（図18）。助手の左手で胃壁を把持し，7時方向尾側に牽引し術者右手の切離デバイスの軸と切離ラインを合わせる。胃壁ギリギリで切離し大弯側郭清とする（図19）。

7' 番外　胃大弯壁沿いの郭清組織剥離（補足）

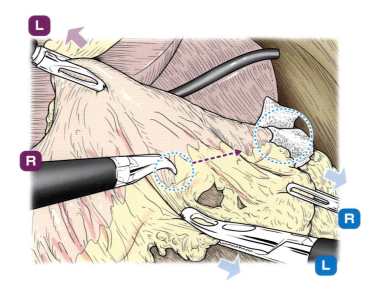

図20　胃大弯沿いの郭清組織剥離　補足（1）
胃腹側からの術野展開

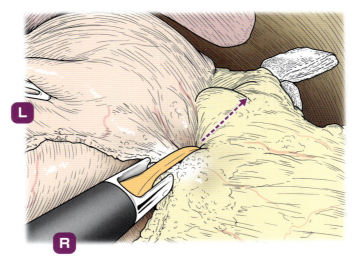

図21　胃大弯沿いの郭清組織剥離　補足（2）
胃壁沿いガーゼ方向に#4sbリンパ節を郭清

　#4sbリンパ節郭清は腹側から行う場合もある。左胃大網動静脈根部にガーゼを設置し，#4sbの郭清ラインを決定する（右丸囲み）。分水嶺を確認後（左丸囲み），術者左手で胃壁を，助手は両手で郭清すべき#4sbリンパ節を含む脂肪織をそれぞれ手前に引き（図20），術者が胃前壁を把持し大網寄りに切離していく（図21）。

> **NOTE**　色々な引き出しを持っておくことが大事であり，症例に応じてより容易な方法でかつ慣れた方法を選択する。

2-2　#6リンパ節郭清前操作

1 大網切離

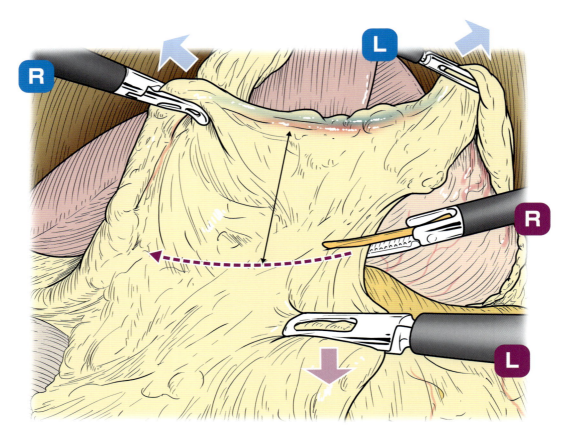

図22　右側大網の切離
助手は胃大網動静脈を把持し緊張をかける

　術者は患者左側に移動する。助手は両手で胃大網動静脈のPedicleを約5 cm程度離れた2点で把持し，頭側腹側に牽引し，いわゆるマタドール様に展開する。術者は左手で大網を胃大網動静脈より十分な距離を離してから切離していく。結腸間膜が吊り上がっていることが多いため，網嚢内側より確認しながら，手前から薄く切離していく。助手の鉗子による把持を右側にずらしながら右側まで進めていく（図22）。

2 大網の右側への切離，横行結腸間膜前葉と胃後壁の生理的癒着剥離

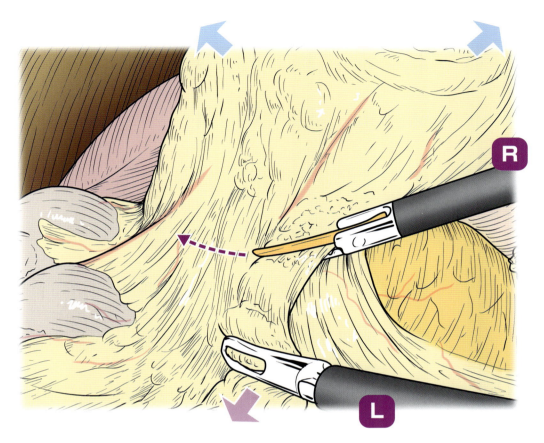

図23 網嚢右界からさらに右側の大網切離
＃6リンパ節に切り込まないように丁寧に剥離

　術者左手でめくるようにして大網の表裏を確認しながら切離を進める。表側から切離の方向（十二指腸球部に向かう方向）を確認する。裏側からは横行結腸間膜前葉と胃後壁との間の生理的癒着を確認し，これらを適宜胃壁寄りで剥離しながら切離を進めていく。助手の右手で把持している大網を右側にずらしながら大網切離を右側まで進めていく（図23）。十二指腸下行脚が見えるあたりまで薄く切っておくとよいが，わかりにくい場合には途中まででもよい。

3 胃後壁と膵前面との生理的癒着剥離

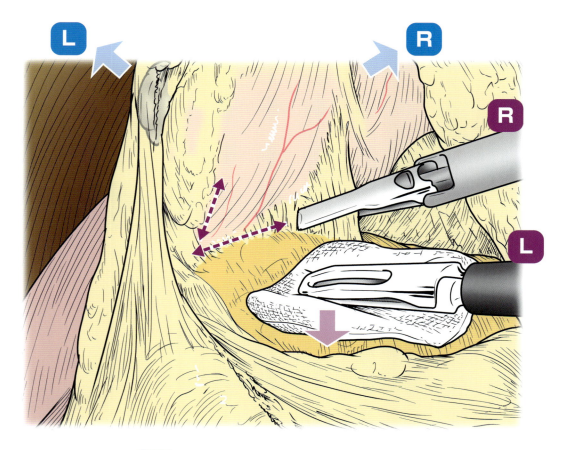

図24 膵前面から十二指腸後壁の剥離・GDAの確認

　助手の左手で右胃大網動静脈のPedicleを把持し，10時方向に引く．助手右手で胃後壁を把持し，2時方向頭側に牽引すると，右胃大網動脈（RGEA）の左側に緊張をかけることができる．術者左手で膵前面の脂肪，横行結腸間膜の脂肪織を把持し，画面手前に引き出すように牽引しながら引くと，剥離面が容易に同定できる．胃後壁と膵前面の生理的癒着を胃壁寄りで剥離し，胃十二指腸動脈（GDA）を同定する（図24）．GDA沿いに中枢側に向かっていくイメージでV字形に剥離をするとよい．

4 膵下縁の漿膜切離

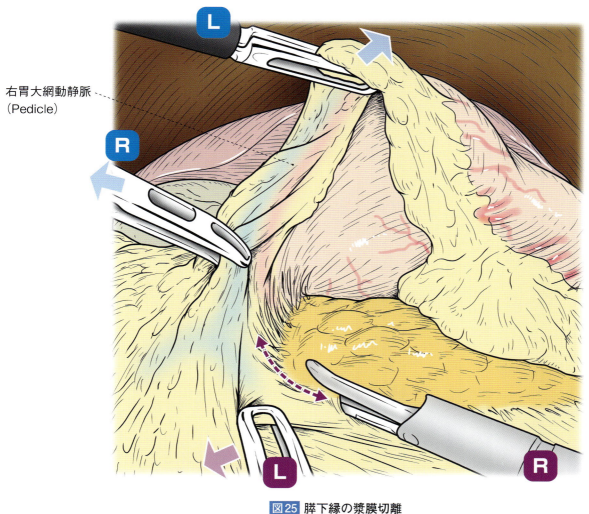

図25 膵下縁の漿膜切離

　助手左手で把持している右胃大網動静脈のPedicleを2時方向に倒し，助手右手で右胃大網静脈（RGEV）根部手前の脂肪織を9時方向に牽引すると，膵下縁が明らかになる。術者左手で膵下縁手前の結腸間膜を画面手前に引いて緊張をかけながら，膵下縁に沿って漿膜を切離していく（図25）。横行結腸間膜付着部であり，右側に進んでいくと胃結腸静脈幹（GCT）や同部に垂直に流入するRGEVを確認できる。

5 胃結腸静脈幹，右胃大網静脈と副右結腸静脈の同定

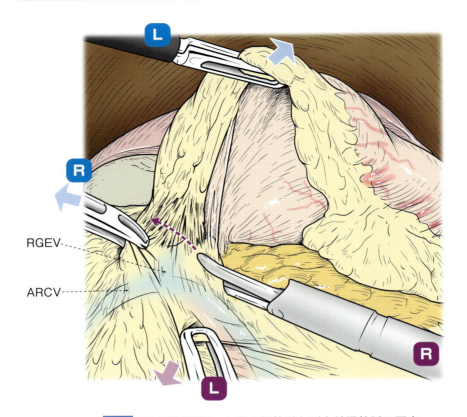

図26 胃結腸静脈幹，右胃大網静脈と副右結腸静脈の同定

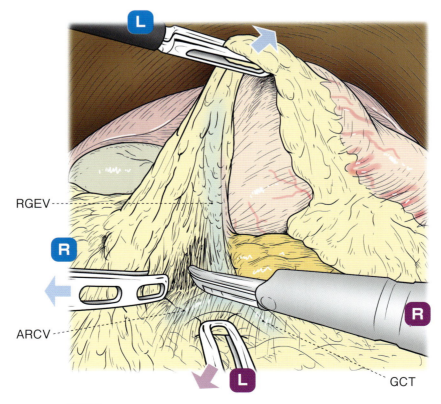

図27 結腸間膜の授動，ARCVとRGEVの合流部右側からの剥離

膵下縁に沿って横行結腸間膜根部を剥離し，GCT，RGEV，副右結腸静脈（ARCV）の根部を確認する（図26）。ARCVとRGEVの合流部右側は疎な結合織で癒合しており，ここを剥離していくと，横行結腸間膜と膵前筋膜の間の線維性癒合部を剥離でき，横行結腸間膜を尾側に授動できる（図27）。ARCVは，横行結腸間膜の授動前には画面の9–10時方向に走行していることが多いため，注意が必要である。

6 結腸間膜の授動，大網の切離

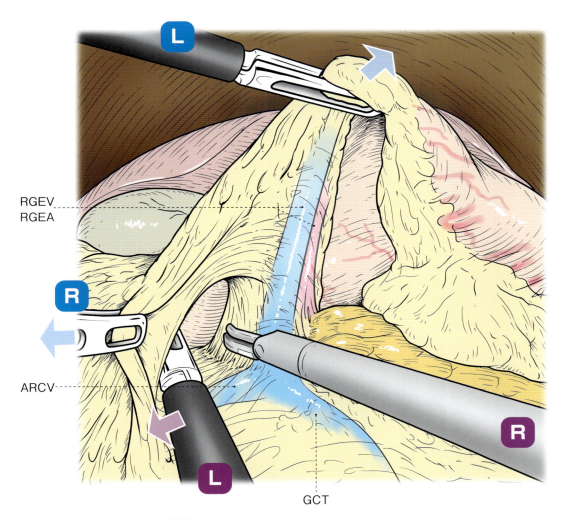

図28 結腸間膜の授動，内側アプローチ風の剥離授動操作

6 #6vリンパ節下端の切離

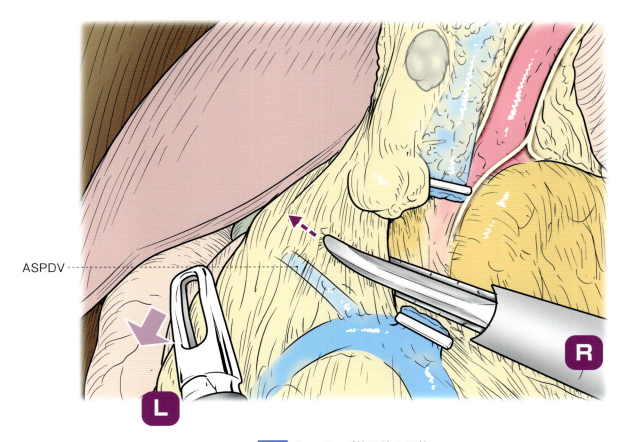

図36 #6vリンパ節下端の切離

　背側はASPDVに沿って十分に剥離されているはずなので，ASPDVを損傷しないように注意しながらASPDVに沿って十二指腸球部に向かって膵前筋膜を切離し，#6vリンパ節下端の郭清縁とする（図36）。

膵前筋膜前面には，大網や結腸間膜が癒合しており，解剖をわかりにくくさせている。この周囲の解剖学的個人差はかなり大きく，それも横行結腸間膜の授動を難しくさせている要因の一つである。先のRGEVとARCVの右側より入ると，線維性癒合部が明らかとなり，内側より鈍的に大網や結腸間膜を剥離していくことが可能となる。腹腔鏡下大腸切除の際の内側アプローチのようなイメージとなる（図28）。時折，線維性癒合部には交通枝があるため，その場合にはエネルギーデバイスを使用し丁寧に止血していくときれいな層のまま保つことができる。術者の左右の鉗子で左右に広げるようにゆっくりと優しく剥離し，剥離面を上下に広げていき，十二指腸球部〜下行脚まで到達する（図28）。このとき，助手右手で適宜横行結腸間膜を把持し9時方向に引くことで疎性結合織がよりはっきりする。

7　右側大網切離と十二指腸球部への到達

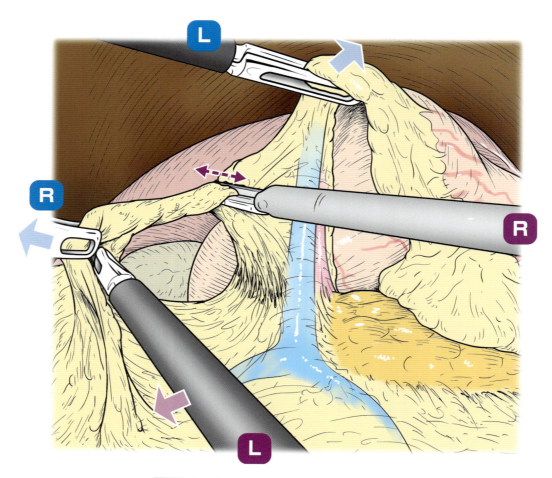

図29　十二指腸球部へ到達後の右側大網切離

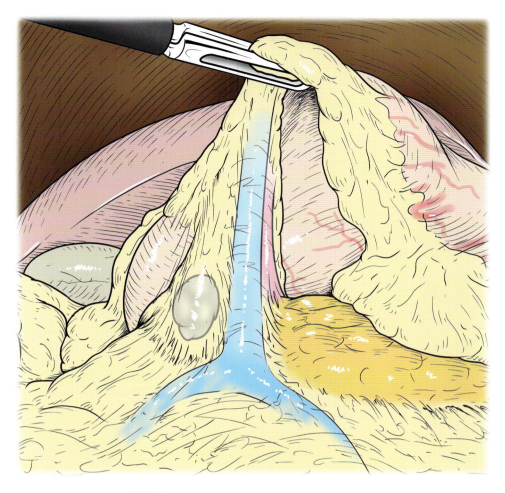

図30 結腸間膜授動，右側大網切離後の状態

　十二指腸球部〜下行脚に到達後は大網を切離する（図29）。大網はなるべく胃寄りで切離することで#6リンパ節を含む脂肪織に余計な組織がつくことが少なくなり，その後の助手の展開が容易となる。結腸間膜の授動，ならびに右側大網切離後の状態（図30）。膵前筋膜に覆われた状態でRGEVが垂直方向に走行している。8時方向に走行するARCVも確認でき，これらが合流してGCTを形成していることを確認できる。

結腸間膜の授動は，通常通り表側から行おうとすると，何層も薄く切っていかなければならないことも多い。結腸間膜授動のゴールである膵前筋膜前面の層を早めに同定しそこを剥離することで，あまり悩むことなく授動操作が行える。これは腹腔鏡手術が得意とする手前から奥の操作となり，習得は比較的容易と考えられる。

2-3 #6リンパ節の郭清

1 RGEAの同定

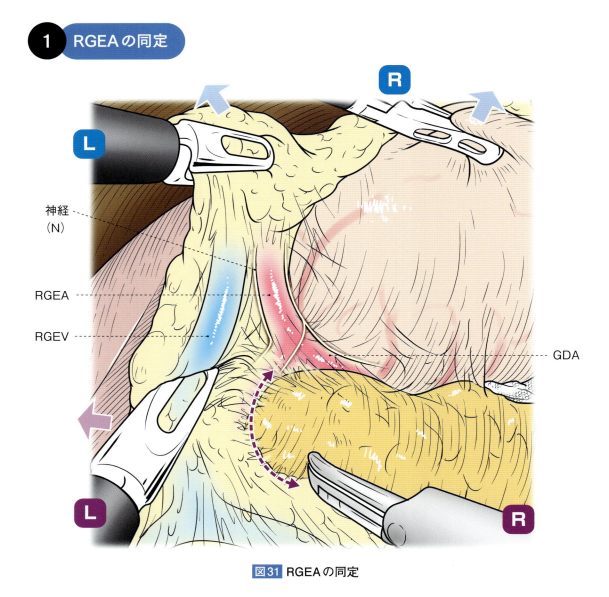

図31 RGEAの同定

　助手の左手でRGEVのPedicleを把持し，10時方向でやや画面尾側に牽引する．助手の右手で前庭部の胃後壁を把持し，2時方向かつ頭側に押すことで，RGEAに緊張をかけることができる．胃後壁と膵頭部の癒着を剥離していく際に同定したGDAの神経前面の層に沿って末梢に向かい剥離を進め，RGEA根部を確認する（図31）．RGEAには通常左右に1本ずつ太い神経が走行しており，容易に視認できる．RGEAの左側神経に沿って根部周囲左側を剥離しておく．たまにGDAからの分岐が遅い症例があり，その場合にはGDAがかなり腹側まで伸びていることがあり，注意が必要である．GDAが奥まって同定が困難な場合には，膵頚部の突起部をトレースしていくと，自然とGDAやRGEAの左側神経が明らかになる．

2 デルタ地帯の確認と進入

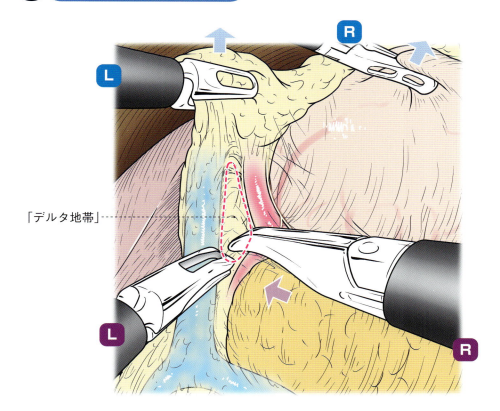

図32 デルタ地帯の確認と進入

　RGEAはGDAより分枝している。RGEVはGCTに入り，最終的に上腸間膜静脈（SMV）に合流する。両者は胃壁に近づくと伴走するが，根部がそれぞれ別であるため，根部に向かうほど離れていく。この間隙は膵頭部との間で小さな三角形を形成しており，我々はこれを「デルタ地帯」と呼んでおり，#6リンパ節郭清操作の起点としている（図32）。このデルタ地帯は，RGEAの右側神経に沿って背側に降りていくと容易に確認できる。そしてこのRGEAの右側神経は背側に下行し，大部分は前上膵十二指腸動脈（ASPDA）に沿って走行するが，一部は少し離れて膵頭部を板状に走行している。この神経前面に沿った層にはいわゆる剝離可能層が存在し，#6リンパ節の背側の至適郭清層と考えている。この層をoutermost layer（神経外側の至適剝離層）と呼んでいる。このoutermost layerに沿って剝離を進めていくと，ほとんど出血しないで郭清操作を行うことができる。剝離を進めるうちに右胃大網動静脈を含むPedicleがたるんでくることが多いため，このデルタ地帯に入る前に，助手左手でPedicleを把持し直し，十分な緊張をかけることが重要である。また，このとき，カメラと術者左手が干渉しやすいため，カメラ助手は左側より左アングル，かつ若干見下ろしにすることで，干渉をさけることができる。

> **NOTE** デルタ地帯の入り口であるRGEAの右側神経に沿って剝離し，剝離可能層であるoutermost layerを同定したら層を維持しながら剝離していく。このRGEAの神経は末梢側にいけばほぼ100％同定できる。この操作は膵上縁の内側アプローチと似ているため，我々はこの方法を幽門下領域郭清における内側アプローチと呼んでいる。

3 ＃6vリンパ節背側の剝離

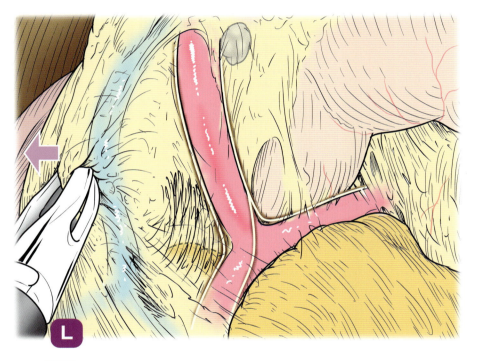

図33 RGEV背側，膵頭部前面の至適剝離層での剝離（患者左側から行う手技）

　デルタ地帯をRGEA右側神経，もしくはASPDAのoutermost layerに沿って背側にまでwindowを広げ，剝離を奥に進めていく。このとき背側方向にも剝離層を広げていく（図33）。この層は適切な緊張をかけると線維状の剝離層が認識できるため，ほとんど無血野で剝離を進めることができる。ただし，横方向に走行する，膵からRGEVに灌流する小枝を数本認めるため，注意が必要である。これらは小出血の原因となるため慎重にエネルギーデバイスで切離する。術者左手でRGEVを含む組織を9－10時方向に押し広げるとこの剝離層が確認しやすい。スペースが狭い場合には鉗子を広げて片方の鉗子のみを入れる。組織が厚く視野が悪い場合には，助手は右手を離し，静脈を含む組織を把持して9時方向に引くとよい。デルタ地帯の9－10時方向に進入すると，幽門下静脈などを損傷しやすく出血しやすい地帯に入るため注意が必要である。7－8時方向に進んでいくと適切な郭清層に入ることが可能となる。ASPDAとそのoutermost layerが確認できればそこ

まで十分に剥離しておくとよいが，ASPDAが奥にありなかなか到達できない場合には，無理に深追いしないようにする。きっかけさえできていれば静脈を処理した後にその層に沿って郭清を進めていくことが可能なので，#6リンパ節郭清の至適剥離層きっかけとして進入するのみでもよい。

> **NOTE**
> このoutermost layerを幽門下静脈が横断することがあるが，この層で剥離を進めて浮いてくる静脈は全て切離している。逆に膵臓側に残る場合には温存している。

4 #6vリンパ節背側下縁まで剥離

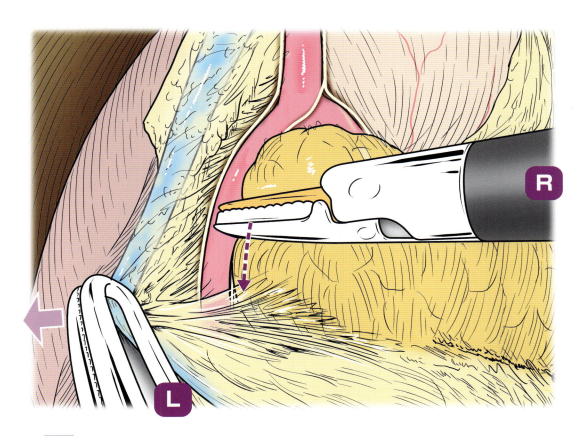

図34 ASPDAのoutermost layerの確認とRGEV根部までの剥離（患者左側から行う手技）

#6vリンパ節背側の剥離を進めていく際，背側方向にもwindowを広げていく。下縁は，RGEV根部が確認できるまでとする（図34）。また，剥離を広げていくと前上膵十二指腸静脈（ASPDV）も内側より確認できることが多い。ASPDVは外側からだと膵前筋膜の組織が厚いと確認しにくいことがあるが，この層からだと比較的容易に確認できることもある。

5 RGEVを根部で切離

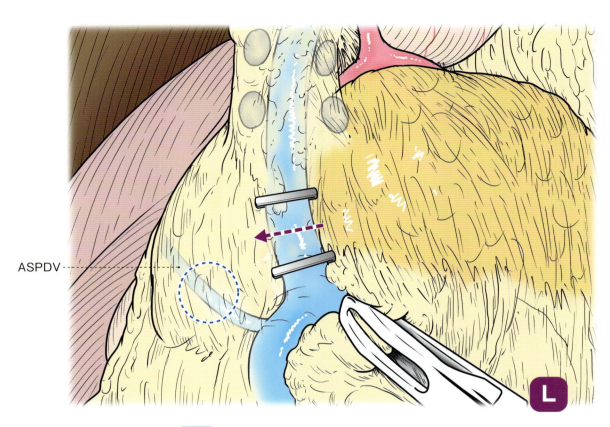

図35 #6vリンパ節背側を十分に剥離後，RGEVを切離

　#6vリンパ節背側の剥離を十分に進めた後，RGEVの切離にうつる．剥離層が十分に出て，奥に分枝がないことが確認できている場合，また郭清の方向や血管の径が明確である場合には，必ずしも血管をencircleする必要はないと考えている．根部にクリップをして，ASPDVの損傷をしないように注意しながらRGEVを切離する（図35）．ASPDVの走行にはバリエーションが多く，流入部位もRGEVやARCVなどがあるため注意が必要である．

NOTE　血管周囲を剥離する際は，剥離鉗子を組織に直角にあてること，入り口，出口の両方を剥離しておくこと，剥離層を広げる際は微小血管の損傷をさけるために血管に垂直方向に広げることなどに留意する．

7 十二指腸壁に沿った郭清（腹側）

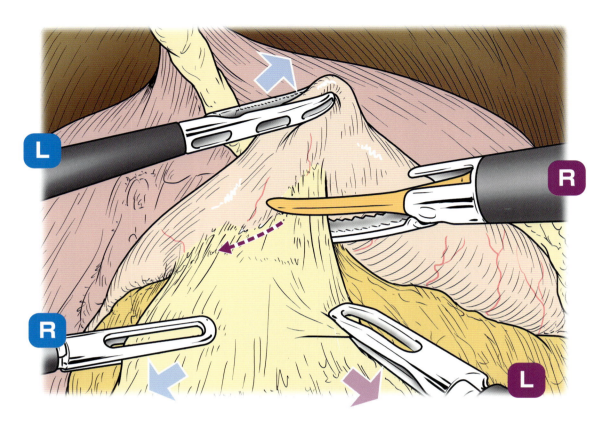

図37 胃＋十二指腸大弯側切離ラインの確認

　#6vの下端，外側縁を決めた後，いったん助手は手を離し，助手の左手で胃前庭部の腹側を把持し，2時方向に牽引する。術者左手で幽門部近傍の脂肪織を把持し5時方向手前に引く。助手右手で十二指腸球部末梢側に付着する脂肪織の先端部を把持し，8時方向に牽引する（図37）。あるいは十二指腸球部を把持し，10時方向に牽引してもよい。

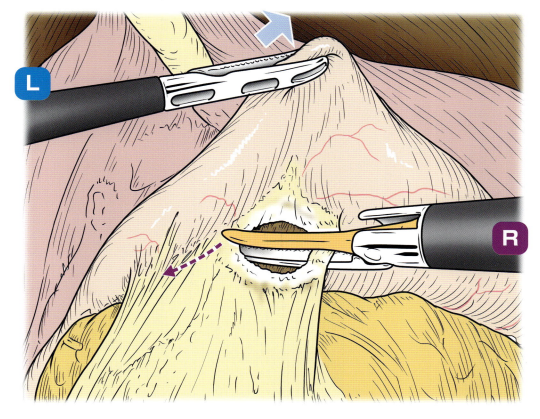

図38 Cループ切離

　幽門部より十二指腸に向かい，十二指腸付着部の漿膜を十二指腸壁に沿って切離していく（図38）。助手の両手で術者右手の操作軸に合うように微調整する。付着部位が切離されると，♯6リンパ節郭清の頭側縁を決めることができる。これにより♯6リンパ節を含む脂肪組織の郭清範囲を全周性に決めることが可能となり，♯6リンパ節を含む脂肪織の可動性が良好となり，助手の今後の展開が楽になる。

> 十二指腸球部から下降脚にかけての，いわゆる上十二指腸角の大弯側縁に沿った漿膜切離のことを「Cループ切離」と呼んでいる。

8 ASPDAのoutermost layerに沿った郭清

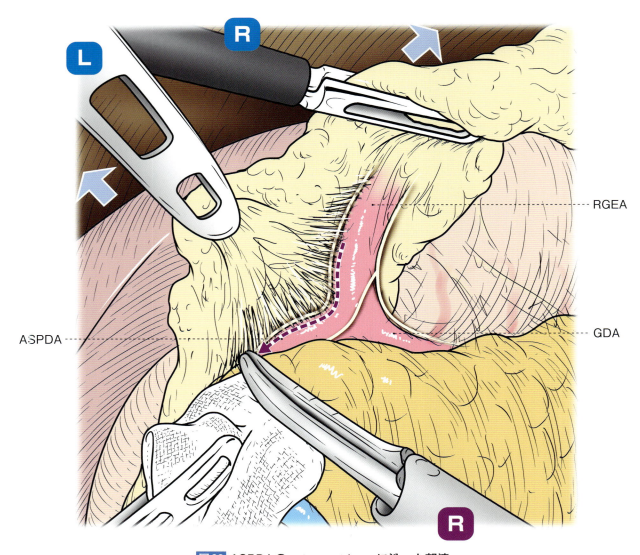

図39 ASPDAのoutermost layerに沿った郭清

　RGEVを切離すると助手左手で把持しているPedicleにたるみが出るので，これを把持し直す．このとき，動脈をしっかり把持し，2時方向に倒すようにして引くとよい．助手右手でRGEV周囲の脂肪織を把持させ，腹側に優しく挙上する．ページをめくるようなイメージでするとよい．こうすることで，ASPDAの神経前面の至適郭清層，いわゆるoutermost layerがより視認しやすくなり，この層に沿った郭清を行うことができる．先にデルタ地帯の同定の際に確認したRGEA右側神経をメルクマールとし，同部よりASPDA末梢に向かいoutermost layerで剝離を進めていく（図39）．このとき，術者左手は，RGEAの神経を把持すると十分な緊張をかけることができる．ASPDAの末梢に剝離を進める際には，左手で神経を把持するか，左手でガーゼを把持し膵頭部を押さえながら角度を微調整すると切離の方向を合わせやすくなる．

9 幽門下動脈の確認，処理

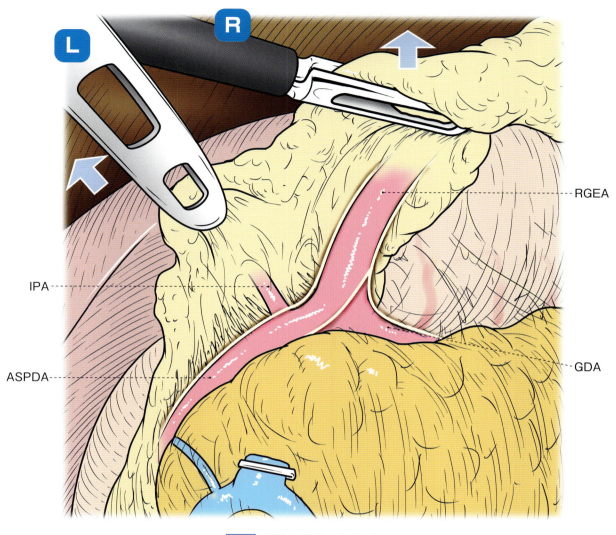

図40 幽門下動脈の確認，処理

　ASPDAのoutermost layerで剥離を行っていくと，その途中で幽門下動脈（IPA）が分枝することが多く（図40），その立ち上がりを確認できることが多い。RGEAを先にクリップしてしまうとIPA根部周囲の郭清すべき組織がそのクリップで邪魔されてしまい郭清不十分となるため，IPA周囲の脂肪織をしっかり郭清しIPAの処理を先行させる。ただし，鉗子の角度的にRGEAが邪魔になる場合には，この操作を強引に進めないことも重要である。

> **NOTE**　RGEAとIPAの間の脂肪組織は残りやすい。RGEAをクリップする前に同部位を取り残しなくしっかり郭清してからクリップを行う。

10 RGEAの処理

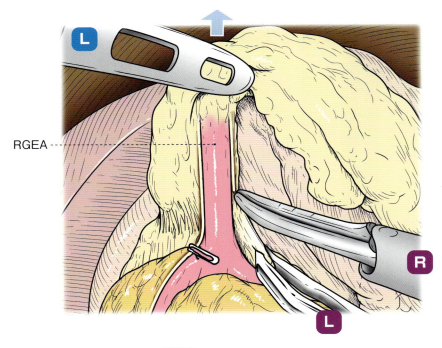

図41 RGEA左右の神経を切離

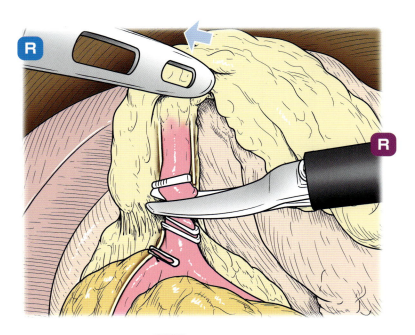

図42 RGEAの切離

　十分に背側まで剥離できたら，RGEAの処理に移る。RGEAを処理する際には，助手左手で把持しているPedicleを12時方向に牽引し，RGEAの左右の神経を切離する（図41）。神経を切離することで血管頚が伸び，血管処理が容易になる。RGEAを根部でクリッピング後，切離する（図42）。

11 十二指腸壁に沿った郭清（背側）

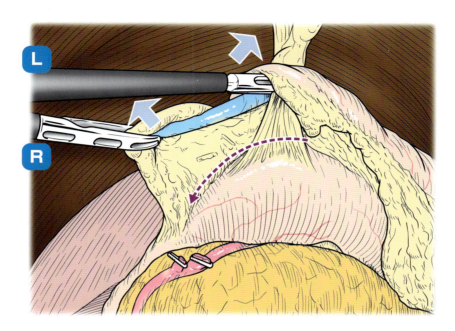

図43 十二指腸壁に沿った郭清（1）

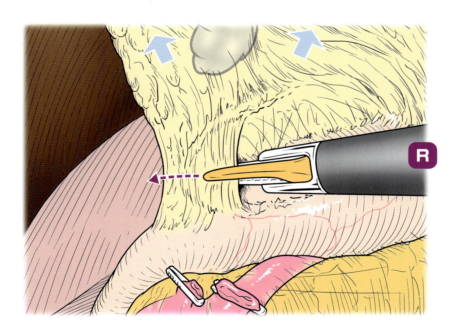

図44 十二指腸壁に沿った郭清（2）

　膵頭部から郭清した＃6リンパ節を含む脂肪組織を助手の左右の鉗子で把持し，両手を開くように腹側に牽引し，十二指腸壁付着部に緊張をかける（図43）。術者左手で近傍の胃もしくは十二指腸を把持し5－6時方向で画面やや手前に引くことで付着部に十分な緊張がかかり剥離層が視認できるようになる。胃側から十二指腸側に向かい切離していく（図44）。幽門から十二指腸球部大弯側の脂肪織が全て切除されると，＃6リンパ節郭清は終了となる。

2-4 十二指腸の離断

1 展開

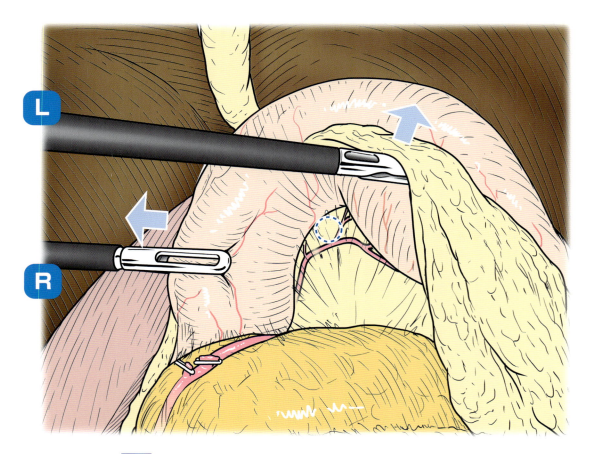

図45 十二指腸背側からの剥離（1） 胃背側より右胃動脈の確認

　術者が胃前庭部大弯側後壁を引き出し，助手左手で同部を把持し，2時方向に牽引する。助手右手で十二指腸後壁を把持し，9時方向に牽引する。幽門部小弯側を裏から確認する形となるが，幽門部では少しくびれができており，同部で右胃動脈（RGA）との間にスペースが確認できる（図45）。ここが出血なく安全に剥離できる部位である。

2 RGAと十二指腸球部の間の切離

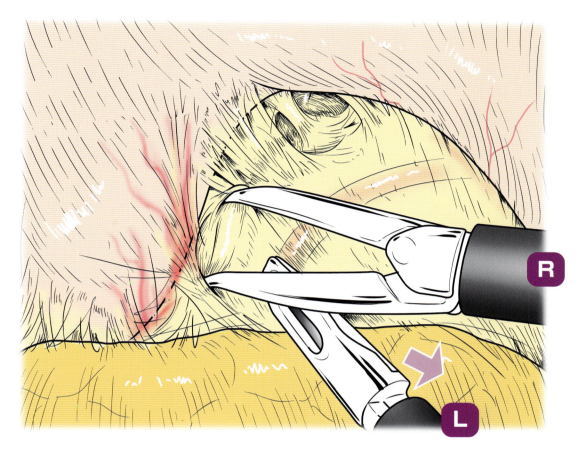

図46 十二指腸背側からの剥離（2） 胃背側から小弯側の剥離

　胃背側よりRGAの走行が確認でき，十二指腸球部との間のスペースを視認できたら，術者左手でRGA周囲脂肪織を把持し4時方向に牽引し，十二指腸壁寄りに漿膜を鈍的鋭的に切離する（図46）。小孔が開けばその孔の中に左手鉗子を入れて孔を十二指腸壁に沿って上下に広げる。

3 剥離部へのガーゼ挿入

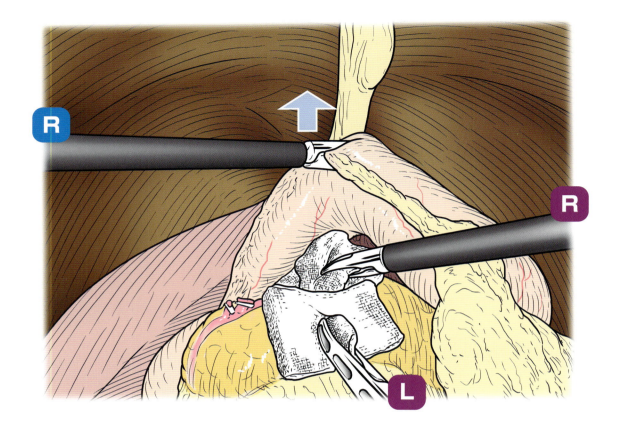

図47 胃の背側にガーゼ挿入

　奥が深くて腹側に貫通しない場合には無理に貫通させることにこだわらないで可及的に上下に剥離するに止めておく。その上で剥離部位にガーゼを詰めておく（図47）。

4 腹側より十二指腸頭側縁の切離

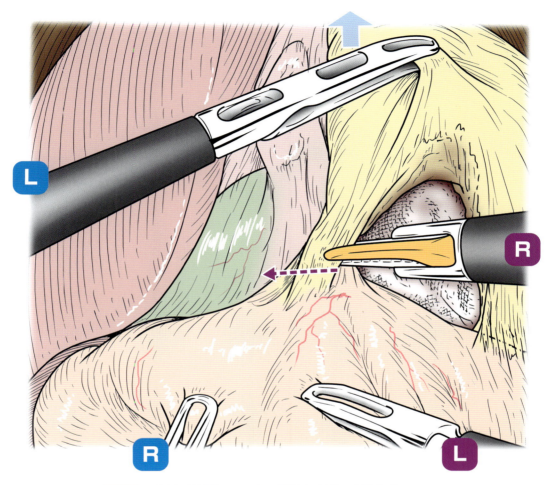

図48 胃腹側（前壁）から十二指腸小弯側の小孔作成

　助手左手でRGAのPedicleを，助手右手で上十二指腸動脈周囲組織を把持し，2点が開くように腹側に挙上する。術者左手で胃前庭部前壁を把持して5時方向に牽引し，ガーゼ挿入部を確認し，十二指腸頭側を壁寄りに切開していく（図48）。上十二指腸動脈はこの時に切離してもよいが，血流に不安が残る場合などは無理に切離しない。リニアステイプラーが挿入できればよいので，その幅を確保するぐらいに切離を広げておく。

5 十二指腸球部の全周性剥離，剥離スペースの確認

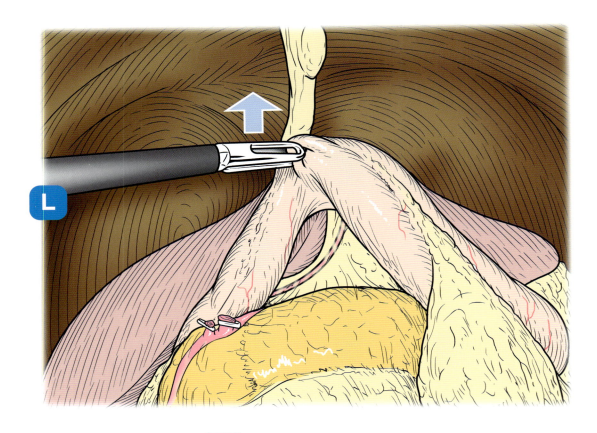

図49 十二指腸球部の全周性剥離後

十二指腸球部が全周性に剥離され，十分なスペースがあることを確認する（図49）。

6 十二指腸の前後壁方向へのひねり，ならびに切離

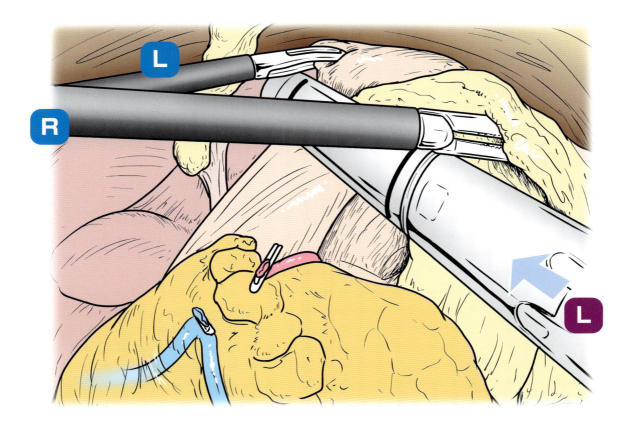

図50 十二指腸を前後壁方向にひねってから離断

　助手左手で胃前庭部前壁を把持し，術者が大網をよけてから助手右手で胃前庭部後壁を把持し，助手は十二指腸が前後壁方向となるように挙上する。術者左手ポートよりリニアステイプラーを挿入する。リニアステイプラーの直線部分（Tri-staple ならアンビルフォーク側，Echelon ならカートリッジ側）を小弯側の小孔に通す（図50）。このとき，助手の両手を患者右側に引くとリニアステイプラー先端部分が肝右葉の腹側に抜けることができる。こうすることで肝損傷のリスクなく安全に挿入できる。十二指腸長軸方向に直角になるようにステイプラーの角度を調整し，fire する。切離後は止血を確認し，術者は患者右側に戻る。

第 3 章

膵上縁の郭清

3-1 肝十二指腸間膜内側の郭清

1 十二指腸切離後，展開

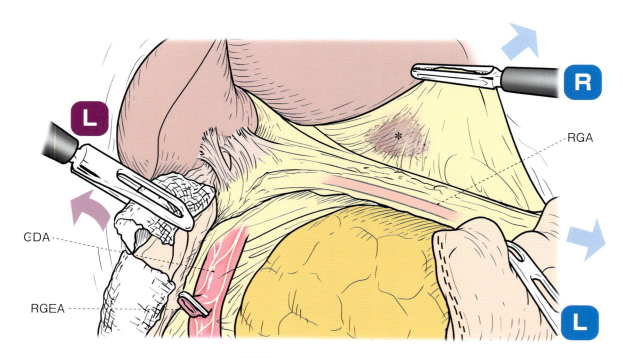

図51 十二指腸切離後，展開

　十二指腸切離後，術者は患者右側に戻る。術者はまず温存側の十二指腸断端のステイプルを把持し，助手は左手で切離側の十二指腸断端もしくは右胃動脈（RGA）のPedicleを，右手で小網右側を把持する。術者左手と助手両手で肝十二指腸間膜に三角形のトラクションをかける（図51）。肝十二指腸間膜が頭側に牽引され，肝外側区の小網付着部と（可能ならば）噴門領域が露出されるように肝臓圧排鈎の位置調整を行う。

❷ 逆L字漿膜切開〜固有肝動脈のoutermost layerに沿ってラインどり

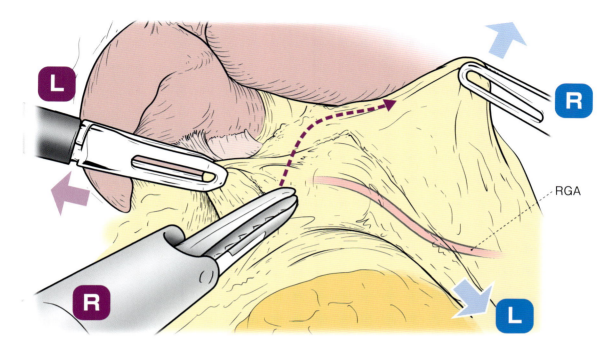

図52 逆L字漿膜切開〜固有肝動脈のoutermost layerに沿ってラインどり

　十二指腸切離部小弯側（比較的痩せ型では胃十二指腸動脈（GDA）の総肝動脈（CHA）より分岐する右側から固有肝動脈（PHA）の右側縁に沿って）の腹膜を切開し，肝十二指腸間膜肝臓側に向かって腹膜のみを切開する（図52）．＃12aリンパ節郭清を行う場合であっても，肝臓側縁は肝十二指腸間膜を頭尾側に2等分した尾側半分であるため，肝実質に到達する手前で左側方向に切離進路を変える．このときはまだPHAのoutermost layerや左肝動脈の分岐が明らかでないため，表面の腹膜1層のみの切離に留めると安全である．肝十二指腸間膜左側縁付近でPHAや左肝動脈のoutermost layerに入ることが多い．

3 小網切離

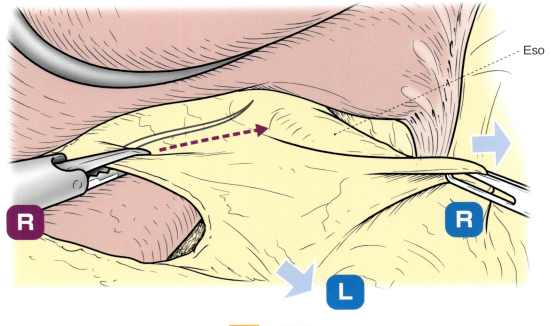

図53 小網切離

　腹膜の切離を小網まで進める。肝十二指腸間膜左側の小網は肥満症例であっても薄いことが多く，容易に小網背側を開放することができる（p.50，＊印）。迷走神経前幹の肝枝（2，3本平行して走行している）が確認できる場合はその最尾側枝に沿って噴門方向に小網を切開する。このとき術者は切離した小網の肝側を，助手は小網を両手で適宜持ち替えつつ常に三角形のトラクションを保持する（図53）。途中左胃動脈（LGA）から肝左葉に伸びる左副肝動脈を認めることがあるので注意しながら切離を進める。我々はＤ１＋郭清では基本的に比較的太い左副肝動脈は温存している。

4 #1リンパ節頭側縁決定（食道露出）

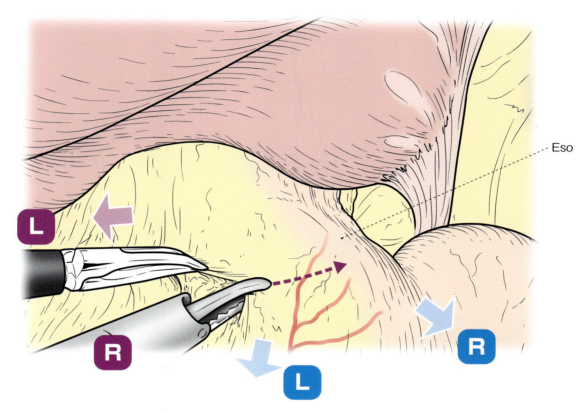

図54 #1リンパ節頭側縁決定（食道露出）

　腹部食道と食道胃接合部を腹側から同定し#1リンパ節の頭側縁（接合部に入る血管の肛門側あたり）を決定する（図54）。ここで頭側縁の腹膜を切開し，消化管壁を露出させておくことで膵上縁や小弯リンパ節郭清のゴールが明確になる。食道裂孔ヘルニアがある症例では腹部食道が裂孔に引き込まれており，助手右手で胃上部を裂孔から引き抜く方向に牽引すると，この領域の解剖がはっきりする。

5 #9リンパ節上縁決定（右横隔膜脚の漿膜切離）

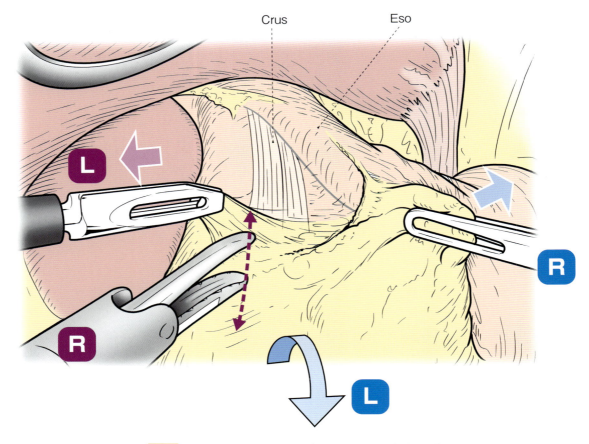

図55 #9リンパ節上縁決定（右横隔膜脚の漿膜切離）

　小網を切開したのち，胃膵ひだ背側の剥離に移る。この操作は膵上縁郭清のいわゆる内側アプローチにおいて，LGA両側のoutermost layerを頭側に剥離する際のゴールとなる領域であり，十分に剥離しておくことで後の操作が楽になる。横隔膜右脚に沿って腹膜を切開する。このときも助手が両手を使って切除側（#9右側リンパ節を含む脂肪）を展開する。右下横隔膜動脈を温存し，右横隔膜脚に1枚薄い被膜を残した層で脚前面を剥離し，胃膵ひだ背側を剥離する。左脚を越えると後腹膜と胃間膜の癒合部に入るが，術者左手で剥離面を持ち上げるように展開し両手をクロスさせて，外側（左側）に向かう線維は切除する側に，頭尾側方向に走行する線維を温存する側に剥離することで同じ剥離面を保つことができる（図55）。左横隔膜脚よりやや外側に進むと癒合した腹膜の折り返し部位が終了し，比較的疎な癒合組織として左側外側方向に広く剥離できる。この操作で横隔膜脚に切り込むと左右横隔膜脚の間に入ってしまうことがあるので剥離層を慎重に見極める。左横隔膜脚に沿って頭側に走行する動脈が露出された場合，これは左下横隔膜動脈であり，剥離層が深くなっている。

6 膵上縁漿膜切離

　胃膵ひだ背側を十分に剥離したのち，膵上縁郭清に移る。胃前庭部を左上腹部に押し込みつつ胃体部後壁を引き出す要領でロールアップする。脂肪組織が多い場合などで胃のたれ込みが多く胃膵ひだが十分に露出されない場合は，ガーゼ（通常のX線ガーゼが適度のボリュームを持ち丁度よいことが多い）をストッパーとして胃背側に置くと有用なことが多い。

7 膵上縁の展開

　膵上縁郭清の開始地点は様々である。膵前面の被膜を切開し，動脈前面のリンパ節を含む脂肪組織を剥離しつつ動脈（CHAや脾動脈（SpA））のoutermost layerに入ることが最初の目的である。これまでの操作でGDAが同定されている場合はそのoutermost layerをつなげてもよい。またSpA近位側やCHAの前面，腹腔動脈（CA）からCHAやSpAが分岐する三つ又の部分などが比較的outermost layerに入りやすい。

　膵上縁郭清（#8a，9，11p，12aリンパ節）では郭清対象の可動性を最大限引き出したのちに背側につながる#16リンパ節（右側では#16a2int，左側では#16a2lat）のリンパ流を離断することを原則としている。右側では外側は#12aリンパ節の右側縁，尾側はCHA，内側はLGAや右腹腔神経節，頭側は右横隔膜脚などが郭清のエッジであり，それら郭清縁を可及的に剥離し，リンパ節を含む脂肪組織を可及的に授動したのちに腹側に持ち上げ，最背側で#16a2intとのリンパ流を意図的に離断する。左側では外側は#11pリンパ節（脾静脈（SpV）や背側の膵実質を含む），尾側はSpA，内側はLGAと左腹腔神経節，頭側は左横隔膜脚である。同様に周囲を可及的に授動した後に腹側に挙上し，#16a2latリンパ節との境界を離断する。胃膵ひだ背側の先行剥離やガーゼを用いた"膵転がし"，血管周囲神経を用いた"血管転がし"，脂肪組織周囲の被膜先行切離，内側アプローチの原理はあくまでこの目的を達成するための手技であり，これらの手技が最終目的ではない。これらの手技を適宜組み合わせつつ最終目的である郭清組織の十分な授動を達成することを常に念頭に置いておかなければならない。逆に言えば，これらの手技（もしくはいずれか）を行わずとも十分に目標とするラインまで授動されているのであれば，必ずしも行う必要はない。

8　#8aリンパ節と総肝動脈のoutermost layer

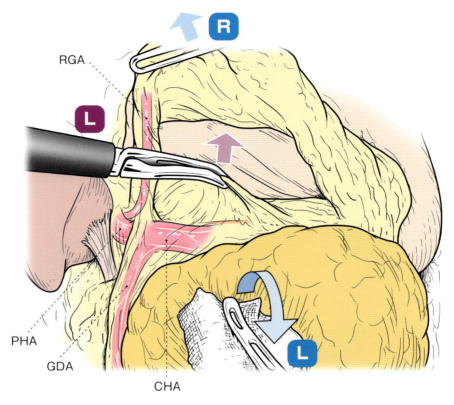

図56　膵上縁の展開

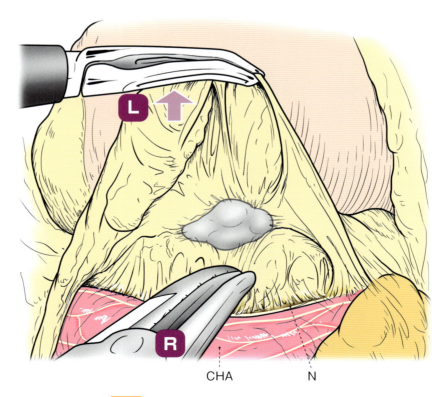

図57　#8aと総肝動脈のoutermost layer

代表例としてCHA前面から開始することとする。GDAが露出されている場合にはそのoutermost layerをCHAに向かってつなげてもよいが、GDA周辺のリンパ節は郭清対象外（いわゆる#8xリンパ節）であるため、より効率よく郭清するために新たに膵被膜の切離を行ってもよい。助手は右手で胃膵ひだやや右の#8aリンパ節の被膜を柔らかく把持する。左手は"転がしガーゼ"で剥離する膵の前面から下縁を膵実質が手前にローテーションするように圧迫し、膵前面の被膜にトラクションをかける（図56）。

　前庭部背側の膵頭部前面・上縁には脂肪組織があり、よく観察すると脂肪組織と膵実質の境界が認識できる。その境界で被膜（網嚢を形成する腹膜の一部）を切離し、頭側に向かって膵実質から丁寧に剥離していく。このときに膵実質のでこぼこが露出されない程度（薄膜一枚かぶっているような状態）の層を保つことで膵周囲の小血管の吊り上がりと損傷を防ぐことができる。多くの症例で#8aリンパ節は転移がなくても扁平で目立つことが多い。またこれらのリンパ組織には血管やリンパ管が流出入するため、確実にシーリングするようにする。

　頭側へ剥離する中でCHAのoutermost layerを見つけていくが、症例によっては膵実質とCHAが離れており、膵のみに集中して剥離するといつの間にかCHAの背側に入るということがある。またその際は門脈（PV）が露出する。CHAの背側に入ったことを認識せずに郭清を続けると、途中でリンパ節を含む脂肪組織を分断するつもりがCHAの損傷につながり大変危険である。持ち上げている脂肪組織の輪郭や動脈の拍動など周囲組織に常に気を配りながら剥離を行う。CHAの吊り上がりが予想される場合はやや腹側方向に剥離操作を進めるとよい。

　CHAのoutermost layerが見つかった場合は1ヶ所を狭く奥に剥離するのではなく、動脈に沿って左右に剥離を進め、間口を広くするようにすると誤認しにくい。動脈周囲の神経（交感神経）は網目状に何本も存在する。腫瘍学的にはどの剥離層でも構わなく、転移が疑われる腫大リンパ節周囲では神経を一部切除側に付けて切除することもあるが、基本的には神経線維の走る方向をよく観察し、動脈と平行に走る線維は温存するものとして丁寧に剥離層を保っていく（図57）。動脈周囲の神経を確実に温存することで後の郭清の際の牽引道具として役立つことになる。

　途中リンパ節に切り込むと出血するだけでなくリンパ液も漏出し、術野がwetになる。剥離する層の疎性結合織を正しく見極めるために出血はもちろんリンパ液漏出もこまめにソフト凝固やバイポーラで止めておくことが重要である。

> **NOTE**　「転がしガーゼ」：ラパロガーゼを4つ折にしてラチェット付き鉗子で把持したものを我々の施設ではこう呼んでいる。基本的には鉗子の反りが腹側にくるように使用する方が臓器に対して愛護的である。

9　右胃動脈背側のスペース

10　固有肝動脈の outermost layer

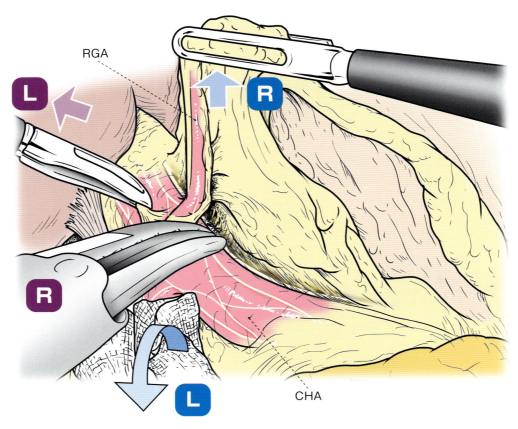

図58　右胃動脈背側のスペース

　CHAのoutermost layerが見つかり，左右に適度に間口を広げたのちにPHAとRGA背側の剥離に移る（図58）。このとき助手の右手はRGAのPedicleを把持し，垂直（腹側方向）に挙上する。左手は転がしガーゼのままである。転がしガーゼは剥離する部位に適切なトラクションがかかるように術者と連携しつつ適宜移動させるが，操作中モニターの画面から外れることもしばしばあり，その際は圧迫する感覚に常に気を配る。フレームアウトしている間に思わぬ方向に牽引・圧迫してしまい，膵実質に損傷を来たすこともあるためである。

　術者が左手でこれまで剥離した#8aリンパ節を含む脂肪組織を腹側に挙上することで，助手の両手を含めた3本の手で三角形のトラクションを作ることができる。CHAのoutermost layerを末梢側（PHAやGDA側）に剥離するとRGAの背側で頭側に（手前から奥方向に）走るPHAの左側縁が同定される。RGAの背側でPHAの分岐を確認し剥離しておくことで，早期分岐型左肝動脈の吊り上がりによるRGAとの誤認を防ぐことができる。

11 右胃動脈切離

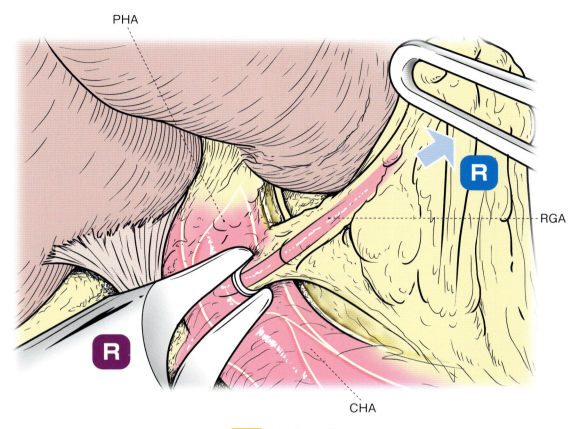

図59 右胃動脈切離

　RGAの背側の剥離完了後，RGAのPedicleを3時方向に倒す。先行した逆L字切開のラインから背側で明らかにしたPHAのoutermost layerにつなげる。そうすると神経に包まれたRGAの輪郭がはっきりする。RGAはPHAから分岐することが多いがCHA-GDA-PHAの分岐部周辺に交錯する神経線維のため分岐部が板状に見え，はっきりしないことも多い。CHA-PHA周囲の神経線維は後の郭清時に必要なので可及的に温存するが，CHA-GDA周囲もしくはGDA-RGA周囲の神経線維は切離可能である。これらを手前から切離するとRGAの根部が細くなり，同定しやすくなる。根部が同定されたところでPHAの吊り上がりに注意しながらクリップののち切離する（図59）。通常動静脈一括で行っている。

12 固有肝動脈背側のoutermost layer，門脈と#12aリンパ節の同定

13 肝十二指腸靭帯漿膜切離

14 #9（右），#8aリンパ節の外側漿膜切離

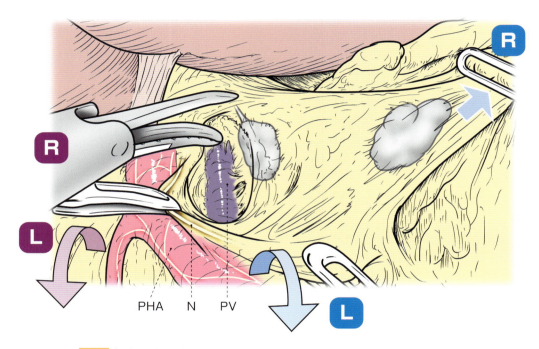

図60 固有肝動脈背側のoutermost layer，門脈と#12aリンパ節の同定

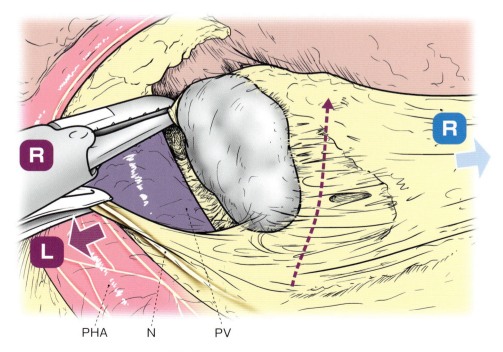

図61 肝十二指腸靭帯漿膜切離

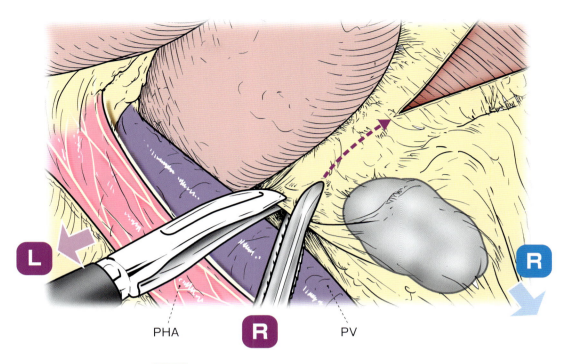

図62 ＃9（右），＃8aリンパ節の外側漿膜切離

　RGA切離後PHAのoutermost layerに沿って＃8aリンパ節（一部＃12aリンパ節を含む）を含む脂肪組織を郭清していく。このとき術者はPHA周囲の神経を把持し右側に，助手が脂肪組織を把持し左側腹側に引き上げる展開が有効である。先に決めた肝十二指腸間膜頭側にはPHA腹側のリンパ流がありシーリングもしくはクリップにより確実に遮断する。剥離が進むとPHA周囲には3-4本の大きな神経が動脈と平行に走行しているのが見える。術者がPHA周囲の神経を順次内側のもの（もしくは内側のものと一緒に）持ち替えつつPHAをローテーションさせるように展開することで常に適切なトラクションをかけつつ背側の脂肪組織を引き出すことができる。またこの操作において脂肪組織を背側で裏打ちするWinslow孔左側の腹膜を温存することが肝要である。この腹膜を温存することで脂肪組織が途中でちぎれずトラクションを保つことができる。背側の操作では助手左手の膵の転がしでは不十分となってくることがある。その際は助手左手でCHA周囲の神経を把持し，CHAを手前に転がすように展開すると術者左手，助手両手で三角形の展開が生まれ，より背側の剥離が可能となる。術者，助手ともに神経を把持し展開する際は手前に引き上げるのではなく血管を手前に転がす方向に牽引すると深部の組織が表在化しやすくなる。幽門側胃切除D1＋郭清では＃12aリンパ節は郭清対象ではないが，＃8aリンパ節の右側縁を確実にするためにD1＋郭清でもこの操作は行っている。＃8aリンパ節と＃12aリンパ節の境界（通常組織が薄くなる部位として同定できることが多いが，リンパ節のつながりで境界がはっきりしないことも多い。その場合は術者が郭清縁を決めて離断する）で離断し，頭側に向かう。通常背側で肝尾状葉と癒着しておりこれを切離する。さらに先行剥離した横隔膜右脚前面の腹膜切開ラインにつなげておく。こうすることで＃9リンパ節右側の周囲被膜がすべて切開され可動性があがる。

なお，Ｄ２郭清で#12aリンパ節を郭清する場合はさらにPHAのoutermost layerを背側へ剥離していく（図60-62）。出現する血管周囲の神経をこまめに内側のものに持ち替えることで安定した視野を保持することができる。#12aリンパ節郭清では背側のPVが郭清の背側および右側縁のメルクマールとなる。通常PVは膵頭部上縁でCHAとGDAの背側を通り，肝十二指腸間膜内を右側頭側に（PHAから右側に逃げるように）走行する。PVを同定するにはより近位で同定するのが有利であり，ある程度剥離が進んだ時点で助手が郭清した脂肪組織とCHA周囲の神経線維を，術者がPHA周囲の神経を把持し三角形に展開し，PHAがCHAから分岐する付近でまっすぐ背側方向（PHAに沿ってではなく）にこれまでの剥離層を鈍的に剥離すると露出することが多い。このときまっすぐ背側に剥離することが重要であり，血管の転がしなどで予想以上に肝十二指腸間膜の脂肪が引き出されているときに，これまでの流れで剥離するとPHAの背側（PVの右側）に入りやすい。これはPVの損傷にもつながる可能性があり，非常に危険である。PVの左半分腹側あたりを#12aリンパ節の郭清縁と決め，頭側に向かうリンパ流をクリップもしくはシーリングにて確実に遮断する。PV周囲は疎な結合織であり，大部分は鈍的剥離が可能である。

> **NOTE**
>
> 出血時の対応：術中出血を来たすことはしばしばある。しかしながら適切な対応をすれば腹腔鏡下に止血できる場合がほとんどである。出血を来した場合はまず落ち着いてガーゼで圧迫する（あらかじめ常に付近にきれいなガーゼを置いておくのも有用であろう）。止血点を把持するのは確実に把持できる場合は有用だが，把持し損ねてかえって出血点を広げることにもなりうるため，無理しない方がよい。またすぐにコントロールされない場合もむやみに出血点を探ろうとするのではなく，気腹圧を12-15mmHgに上げるなどしつつ，まずは圧迫によるコントロールを行う（圧迫はじっと待つ。数秒でちらちら覗くのは止血効果としてはその都度リセットされているため，いったん圧迫したら一定時間一定の力で待つことが重要）。圧迫しきれないようであれば開腹移行もやむを得ないかもしれない。コントロールできればまずはモノ（止血道具）を揃える。吸引管や電気メス（バイポーラ，ボタン型吸引管タイプのモノポーラをソフト凝固モードで使用すると大変有用である），サージセル®やタコシール®のような止血剤，縫合糸（結紮の手間が省けるLapraTy®も有用），血管クランプ鉗子など，必要と思われるものを周囲に準備した上で止血操作に取りかかるべきである（準備している間に止血されることも珍しくない）。

3-2 内側アプローチ・左胃動脈切離

　膵上縁リンパ節郭清ではいわゆる"内側アプローチ"を行っている。内側アプローチは周囲の癒着や結合織を剥離し，郭清対象組織の可動性を最大限引き出したのちに郭清対象外リンパ節とのリンパ流のつながりを離断することを目的とするアプローチである。つまり膵上縁においてLGAを先行処理することが内側アプローチの目的ではなく，LGA両側の左右の#9リンパ節の可動性を最大限に引き出した後に#16リンパ節とのつながりを離断することが目的である。LGAの先行切離はそのための手段の一つに過ぎず，LGAを切離しなくても郭清対象組織に十分な可動性が得られる場合は先行切離にこだわる必要はない。

1 膵上縁漿膜切離（脾動脈沿い）

2 膵上縁前面の術野展開

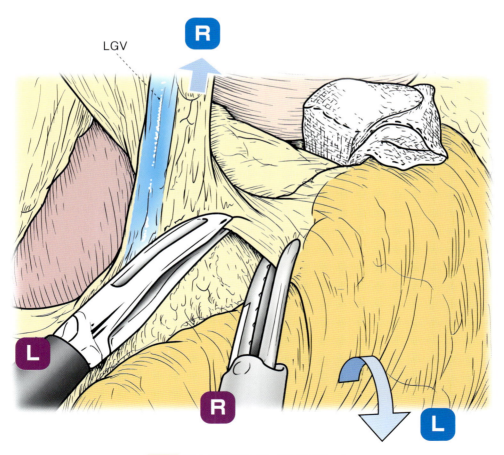

図63　膵上縁漿膜切離（脾動脈沿い）

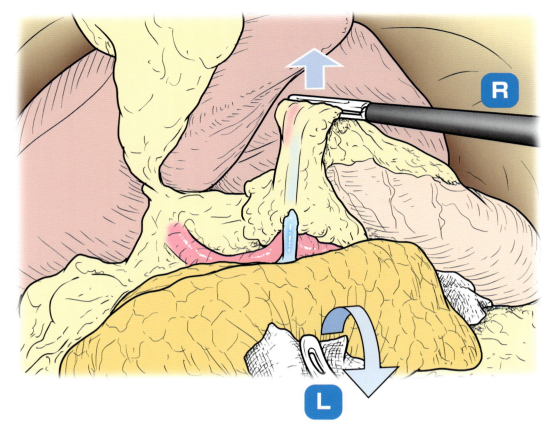

図64 膵上縁前面の術野展開

　前述したCHA付近の郭清の展開を維持する（図63）。助手は右手で胃膵ひだを大きくつかみ腹側に挙上する。助手左手で転がしガーゼを用いて膵体部の被膜切開部にトラクションがかかるように展開する。基本的にいわゆる"膵転がし"では先に膵臓側を転がし，その後腹側に胃膵ひだや脂肪組織を挙上するようにする（図64）。膵転がしの方が微妙な力加減が難しく，先に胃膵ひだを挙上すると思わぬテンションが郭清対象にかかり裂ける恐れがあるためである。膵上縁の被膜切開は右側と同様被膜の背側に透見される脂肪組織と膵実質の境界を見極めて行う。右側から左側に切開していくにつれて膵転がしの方向も単に尾側方向だけでなく左右にわずかにずらすことで切離したい部位のトラクションを調整することができる。途中膵体部左側で胃が落ち込んでくることがあり，そのときは助手左手の転がしガーゼを胃の後壁に押し込み，腹側に挙上すると有効なことが多い。被膜切開を膵尾部方向に進めるとSpAのoutermost layerに当たる。Ｄ１＋郭清では＃11pリンパ節の郭清は不要であるため，脾動脈が頭側に弯曲してくるあたりで留める。郭清した脂肪組織にテンションをかけてSpA周囲のoutermost layerを広げる。このとき，膵から脂肪組織に流出入する小血管が数本横切っており，出血に留意する。CHAほど目立たないがSpA周囲にも血管周囲神経が存在する。この神経が露出されたところで前面からの剥離をいったん終了する。

❸ 左胃静脈の処理

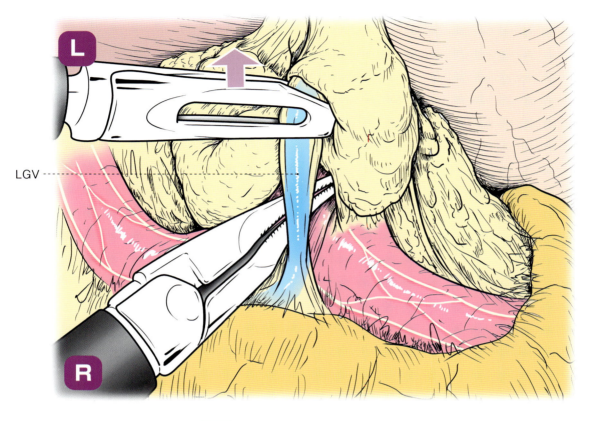

図65 左胃動静脈の処理（左胃動脈前面）

　左胃静脈（LGV）は門脈に流入するタイプとSpVに流入（もしくは両者の合流部）するタイプがある。前者ではCHAの背側を走行し＃8aリンパ節や＃9右側リンパ節を郭清する際に明らかになるが，後者ではCHAやSpAの腹側を走行するため，膵被膜切開の際に明らかになる。またまれではあるが，SpAの背側を走行し，SpVに流入するタイプもある。このようなバリエーションは術前の造影CT検査で把握でき，術前にその走行を確認しておく。動脈の腹側を走行する場合は動脈周囲のoutermost layerを求める際にクリップののち切離する（図65）。動脈の背側を走行する場合は後の郭清組織の授動を行う中で可及的中枢側でクリッピング切離する（残存側のクリップがその後の剥離操作の妨げにならないようにするため）。脾門操作を先行する胃全摘術ではLGVが摘出標本の最終ドレナージ血管となるため，できるだけ後半（可能ならばLGA切離後）に切離した方が出血を来した際のダメージが少ない。

4 左胃動脈の outermost layer（左右）

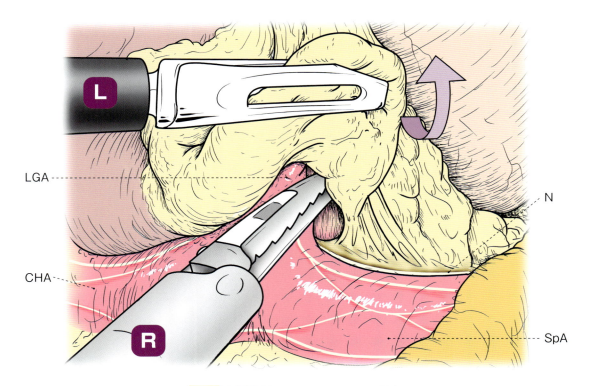

図66 左胃動脈の outermost layer（左）

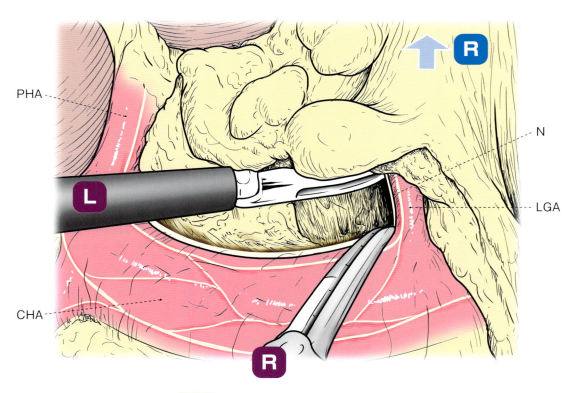

図67 左胃動脈の outermost layer（右）

66　第3章　膵上縁の郭清

CHA，SpAのoutermost layerがはっきりしてくると次に剥離ラインをLGAの左右のoutermost layerにつなげる。腹腔動脈の枝であるLGAとSpA，CHAの三つ又をイメージし，outermost layerの剥離を左右から行うと自然と温存する神経が腹側に吊り上がってくるのがわかる。これを切離せずに注意深く温存すると左胃動脈の両側が明らかになる。LGVが付近を走行することもしばしばあり，そのときは静脈のすぐ動脈寄りを剥離するとよいことが多い。当科ではLGAの左右が腹腔神経節に流れる部位を"肩"と呼んでいる。文字通り"肩"を出すように見つけたLGA両側のoutermost layerを背側，頭側に広げる。特に左肩は鈍的剥離で容易に広がる。十分背側まで"肩"を出しておくことで両側の郭清対象組織の可動性があがる。この際，助手の胃膵ひだを挙上している右手は無意識のうちに頭側方向に押し込んでしまうことが多い。術者右手のデバイスの角度を理解し，切離組織と直交する角度になるようになるべく腹側に挙上することが重要である（図66，67）。

5 　左胃動脈の神経処理とクリッピング後切離

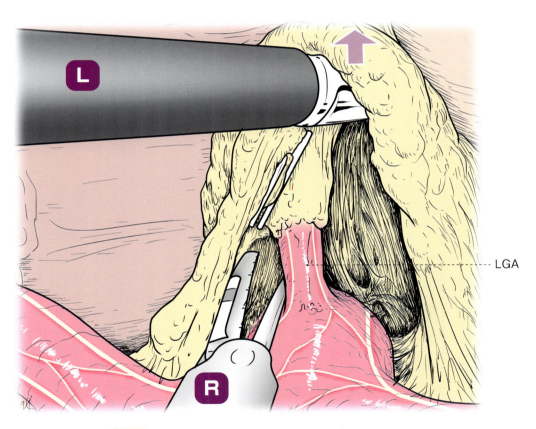

図68 左胃動脈の神経処理とクリッピング後切離

　LGA両側の"肩"が十分に露出され，頭側に剥離していくと先行剥離した胃膵ひだ背側の剥離層につながる（図68）。背側の剥離が不十分なままLGAを切離すると残存側頭側に脂肪組織が残り，郭清しづらくなることがあるため，LGAは背側（頭側）まで十分に

剥離した後に切離する。切離にあたり切離長を確保し，クリッピングを確実にするために当科では動脈周囲の神経を切離している（郭清としての意味はない）。切離予定線（クリップによるシザリング損傷などを考慮して根部より1cmほど末梢とする）前面で神経を切離し鈍的に剥離すると光沢の異なるLGAの外膜が現れる。LGA周囲の神経は比較的厚いが血管の外膜を見つけたのちにその外側を左右に切離すると効率よく剥離することができる。背側には腹腔枝があり，最終的にそれを切ることでLGAは十分に伸展される。その後2重クリッピングで処理する。この時胃膵ひだを挙上する助手右手は郭清組織のボリュームに合わせて適宜持ち替えると郭清組織のたれ込みが軽減される。また術者は軽く開いた鉗子をLGA左右の剥離面に差し込み，腹側に挙上することで狭い領域でも安定した視野展開が可能となる。

6 腹腔動脈右側のoutermost layer

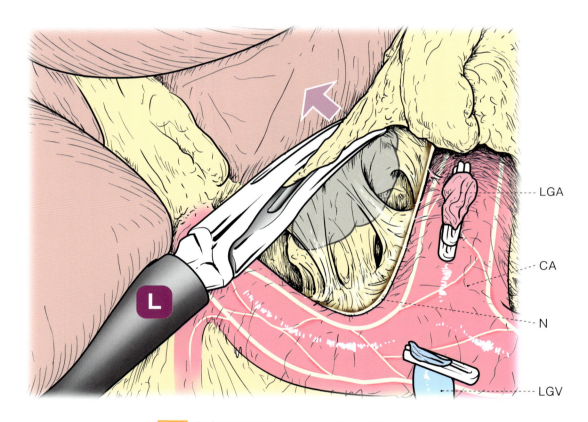

図69 腹腔動脈右側のoutermost layer（1）

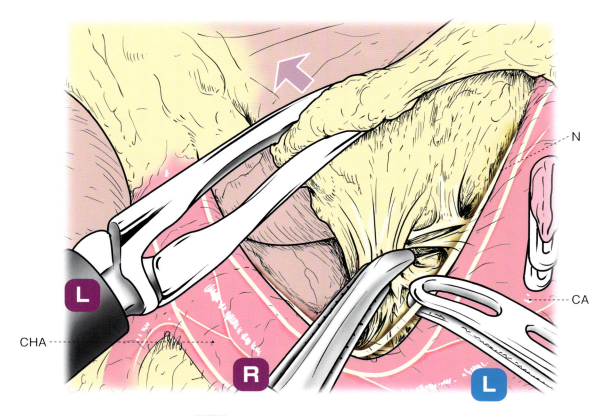

図70 腹腔動脈右側のoutermost layer（2）

　LGA切離後，左右の"肩"を可及的背側まで広げる（図69，70）。右側では術者左手で郭清組織を持ち右側腹側に，助手左手でCHA周囲神経を，右手でLGA根部右側の神経をそれぞれ把持し，尾側左側に牽引すると安定した三角形の視野が展開される。左側では術者左手でLGA根部左側の神経を，助手左手でSpA周囲神経，右手で郭清組織を展開すると良好な視野のもと，腹腔動脈左側まで"肩"を作ることができる。ただ，左側については右側の郭清終了後の方がより郭清組織にトラクションをかけることができるため現段階で強くこだわる必要はない。

3-3 右側#9リンパ節郭清

1 神経把持による術野展開

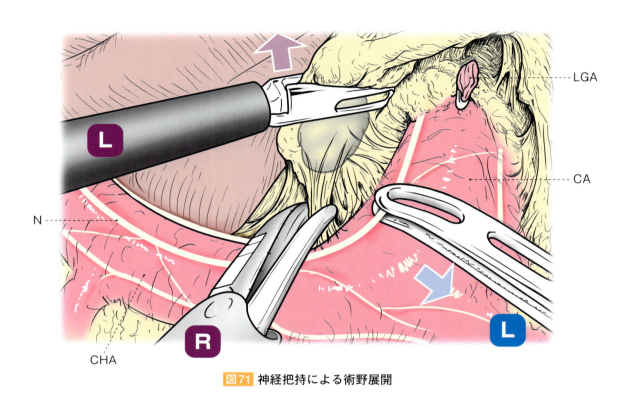

図71 神経把持による術野展開

　#8a-9リンパ節の周囲の授動を背側深くに向かって進めていく。右側#9リンパ節を含む脂肪を腹側に挙上しつつ周囲から剥離していくが、頭側や内側（LGA側）では術者が、外側では助手がそれぞれ郭清組織を把持し、残りの2本の手で血管周囲神経を把持、牽引する（図71）。

2 総肝動脈背側のoutermost layer

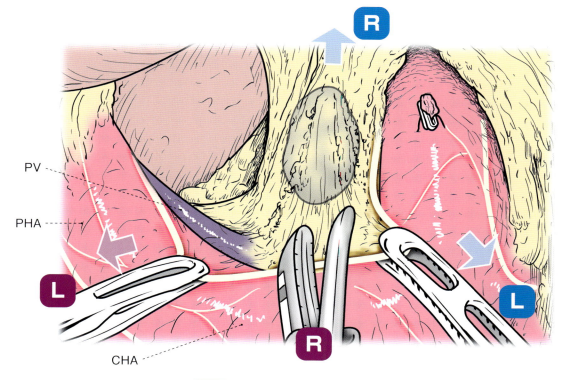

図72 総肝動脈背側のoutermost layer

　PVが露出されている場合はCHAとPVの間に神経（手前から数えて3－4本目）が走行しており，この神経が確認できたあたりを#9リンパ節の底としている（図72）。

3 ＃9（右）〜＃8aリンパ節可及的深部で切離

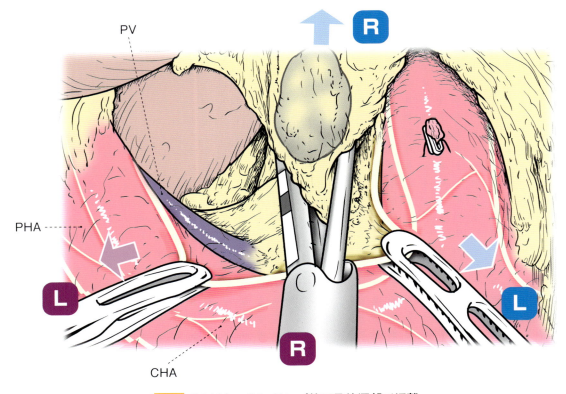

図73 ＃9（右）〜＃8aリンパ節可及的深部で切離

　リンパ節をちぎらないように慎重に挙上しつつ左右から授動し，可及的に引き出したところでシーリングもしくはクリップによって＃16a2 interへのリンパ流を確実に遮断したのち右側の郭清を終了する（図73）。この操作の中で底にたまる滲出液を適宜吸収し，肝臓の圧排の役割を果たす目的でガーゼを肝臓尾状葉背側に挿入しておくと有用である。また背側になればなるほど下大静脈に近づくため，損傷には十分気をつける。

3-4 左側#9リンパ節郭清

　基本的なコンセプトは右側と同じである。CHAおよびPHAをSpAに，PVをSpVに，#12aリンパ節を#11pリンパ節に見立てるとほぼ同じコンセプトで左右対称の郭清を行うことができる。具体的には#11pリンパ節の尾側縁はSpA（#8a，#12aリンパ節ではCHAおよびPHA），背側縁はSpVまたは膵実質（#12aの背側はPV）である。さらに#11p郭清終了後内側の左側#9リンパ節の可動性を上げ可及的背側で#16a2latリンパ節との境界で離断する（右側では#12a，#8aリンパ節郭清後内側の右側#9リンパ節の可動性を可及的に上げ#16a2interリンパ節との境界で離断する）。

　ただし異なるのは，右側はWinslow孔を形成する肝十二指腸間膜の腹膜が存在し，リンパ節を引き出す際にすでに背側はフリーな状態であるのに対して，左側は後腹膜に固定されているため，郭清組織を引き出すには背側の癒着を十分に先行剥離しておく必要がある点である。

1 左横隔膜脚から癒合筋膜前面の層の剥離，術野展開

2 脾動脈のoutermost layer

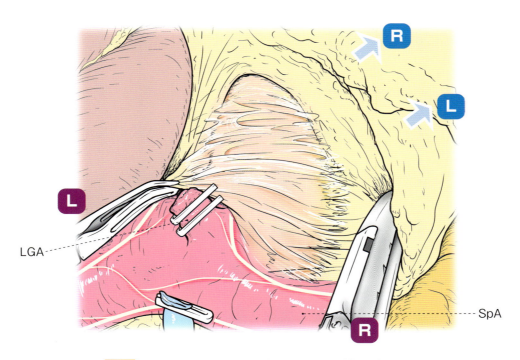

図74 左横隔膜脚から癒合筋膜前面の層の剥離，術野展開

右側の郭清終了後，郭清した組織を左側に反転挙上する（図74）。左横隔膜脚前面とLGAの左"肩"はすでに剥離されている。これから左側の郭清に移る。術者は横隔膜左脚，助手は右手で郭清組織を左腹側に牽引し，左手で適宜膵臓を転がしつつ先行剥離した胃膵ひだ頭側の剥離面を尾側に広げる。最も内側（腹腔神経節寄り）では癒合筋膜が反転しており，剥離面を同定しづらい。可及的背側まで剥離するためLGA左側内側では外側の剥離層より1層深くなることが多い。

　左側#9リンパ節およびD2郭清では#11pリンパ節郭清の背面を授動することが目的であり，膵上縁付近まで十分授動しておくとあとで楽になる。また外側は比較的容易に剥離できることが多い。

❸ #9（左），#11pリンパ節の術野展開

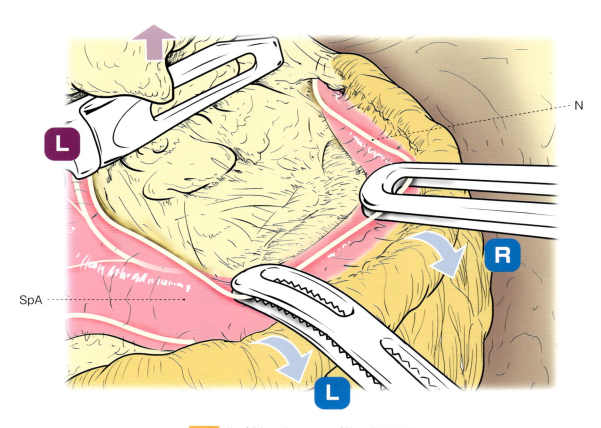

図75　#9(左)，#11リンパ節の術野展開

　#9，#11pリンパ節の背側（後腹膜側）を剥離する場合，術者は左横隔膜脚や腹腔動脈周囲神経を把持し，助手は右手で郭清組織を挙上，左手で膵転がしや脾動脈周囲神経を把持する術野展開を行う。一方，#9，#11pリンパ節の腹側（SpA側）の操作では術者は郭清組織を柔らかく大きく把持し挙上，助手は両手で膵転がしもしくはSpA周囲の神経を把持し，血管を転がす展開をする（図75）。ともに術者左手と助手両手で三角形の形

を作るように術野を展開することが基本である．肥満体型などで膵実質のボリュームが大きい症例では術者右手の角度が合わず，膵実質やSpAにデバイスの熱が及ぶことがある．その際はＤ１＋郭清であっても躊躇なく患者右側尾側ポートの内側中央よりやや頭側にもう一本5mmトロッカーを挿入している．また助手右手も挙上する胃がたれ込む場合は，転がしガーゼを把持した鉗子で胃後壁を腹側やや奥方向に展開すると術野に適度なテンションがかかり，脾門部との距離感をつかみやすい．

4 脾静脈の剥離，同定

5 脾動脈背側の膵後筋膜と後腹膜

6 ＃11pリンパ節近位側の授動

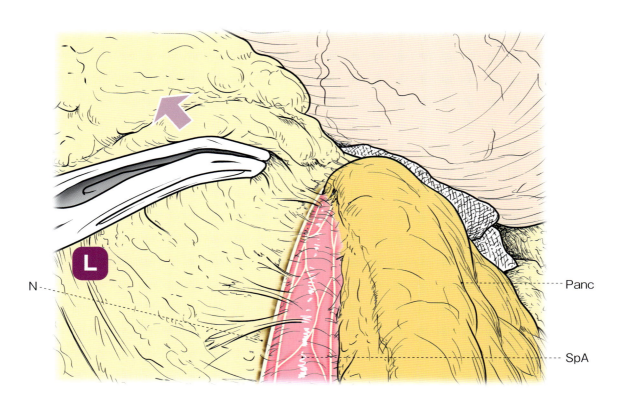

図76 脾動脈の周囲神経の同定，郭清組織背側の授動（1）

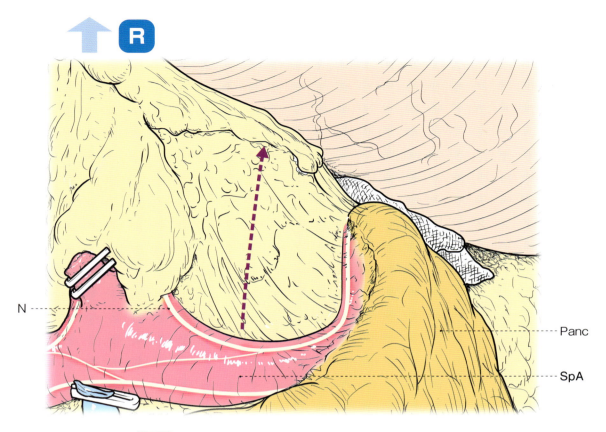

図77 脾動脈の周囲神経の同定，郭清組織背側の授動（2）

　腹側から膵周囲の被膜を切離し，SpA前面の脂肪を剥離しつつSpAを同定し，SpA周囲の神経（交感神経の脾臓枝であり，2本ほど同定できることが多い）が同定できたところで郭清組織背側を後腹膜から十分に授動する（図76，77）。このように郭清組織を挟み撃ちに授動することで郭清組織深部まで可動性があがる。

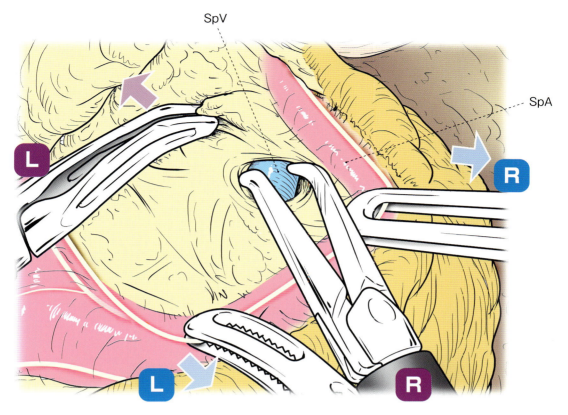

図78 脾静脈の剥離，同定

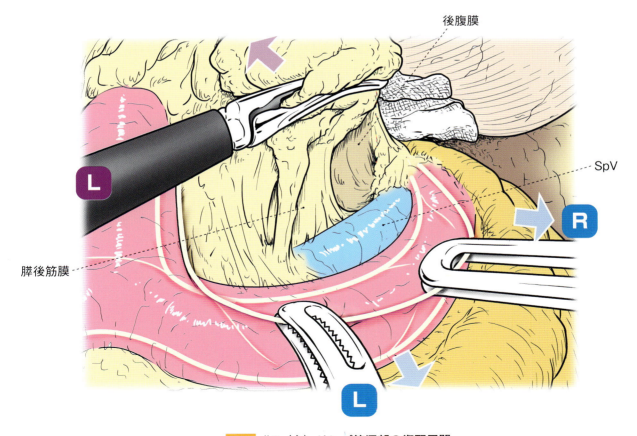

図79 #9（左）リンパ節深部の術野展開

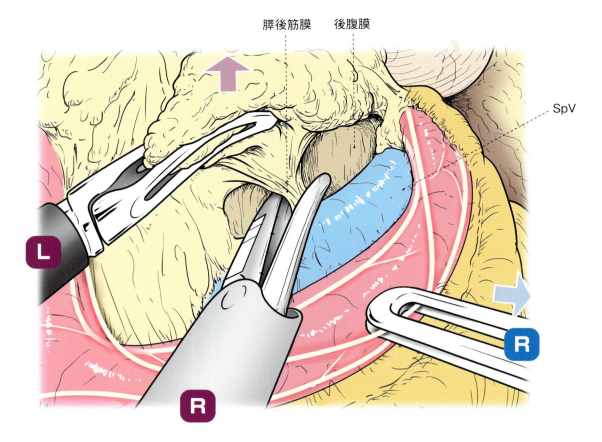

図80　#11pリンパ節近位側の授動

　その後再度腹側から助手が神経を把持し，血管を転がしながら深部まで剥離していくと，膵体部実質もしくはSpVが露出される。#11pリンパ節はSpA周囲のリンパ節であり，その背側縁は動脈以外の組織（つまり膵実質かSpV）が確認できたところまでとしている。SpV周囲はPV周囲と同様比較的疎な結合織で覆われていることが多く，鈍的にSpVから剥離し，膵への小血管の損傷に注意しながら切離していく。このとき膵への小血管を損傷するとその断端が背側方向に引き込まれるため止血に難渋することもある。そのときは無理に凝固止血にこだわると膵損傷を来たすこともあるので止血剤などを併用した圧迫止血が安全である。また術者が郭清組織を把持挙上する際に無意識のうちに術野奥（左側）方向に牽引しがちである。#11pリンパ節の手前には左側#9リンパ節が衝立て状に残っており，それが途中でちぎれた場合はより深部の郭清が困難となるので左手はなるべく手前にテンションがかからないように術者手前腹側にトラクションをかけることが重要である。SpV前面が露出された後，意識的に膵後筋膜を切離し，先行剥離した背側の層とつなげる。SpV前面が確認できれば#11pリンパ節の背側縁として十分であり，SpVの頭側や背側は確認していない（図78-80）。

7 #9(左)リンパ節を可及的深部で切離

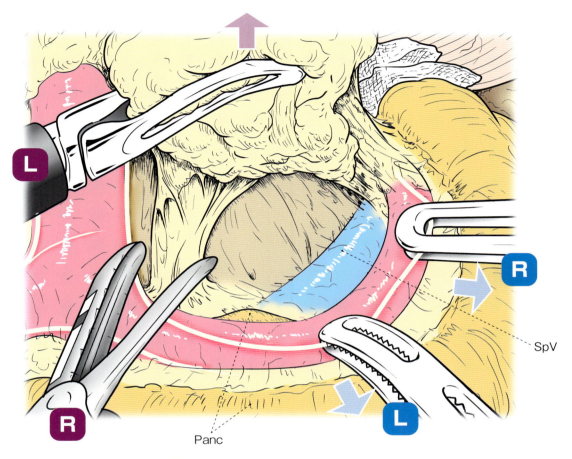

図81 #9(左)リンパ節を可及的深部で切離

　#11pリンパ節郭清後，内側の左側#9リンパ節の郭清に移る（図81）。こちらも右側の右側#9リンパ節を郭清した要領と同じで，周囲の剥離を十分に先行し，深部まで可動性を十分上げたのちに#16a2 latとの連続を最深部で離断する。リンパ流を意識してシーリングもしくはクリッピングする。SpVの内側で膵実質が前面にせり出してくる症例もあり，脂肪組織と膵実質の色調の違いを見極めて脂肪組織のみを剥離する。

　両側の#9リンパ節の内側は腹腔神経節であり，深く郭清するという意識が強すぎて神経を剥きながら郭清を進めると腹腔神経節を切除側につけてしまうことがあり，内側でもoutermost layerをトレースすることが重要である。

3-5 胃小弯の郭清

① 胃背側の露出

＃9両側リンパ節を郭清したのち，横隔膜脚前面を頭側へ剥離すると噴門部背側が露出する。助手が胃膵ひだの郭清組織と＃3aリンパ節あたりの脂肪組織を衝立て状（いわゆるlike a matador）に展開する。左側＃9（もしくは＃11p）リンパ節の郭清縁から頭側に脂肪組織を切離すると同様に胃体部背側が露出する。周囲の癒着を切離し，胃壁を十分に露出することで広く均一なトラクションをかけることができる。

② 口側郭清境界の設定

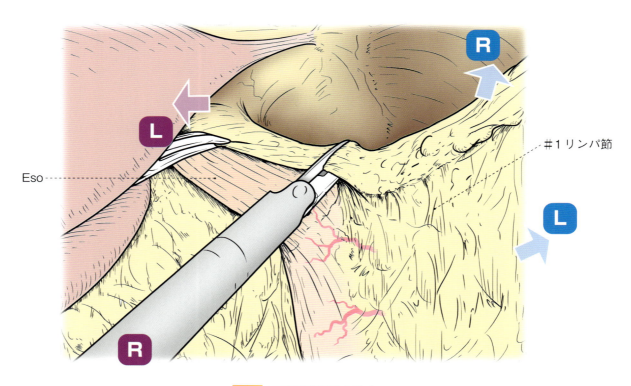

図82 口側郭清境界の設定

＃1リンパ節の頭側縁は前もって胃壁腹側で決定されているため，そこに向かって切離を進める。このとき迷走神経後幹を切離するとより胃壁が伸展され，展開しやすくなる（迷走神経後幹は胃膵ひだ背側の先行剥離の際に切離しておいてもよい）（図82）。

3 直動脈の処理，小弯筋層の露出による郭清

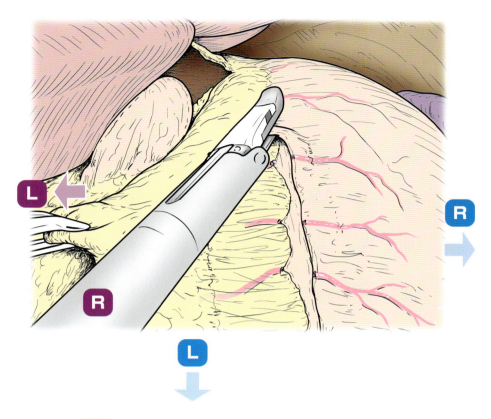

図83 直動脈の処理，小弯筋層の露出による郭清（前壁から）

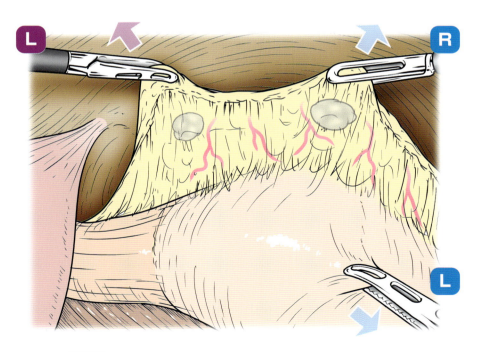

図84 直動脈の処理，小弯筋層の露出による郭清（後壁から）

＃1リンパ節の頭側縁を決定したのち，＃1，＃3aリンパ節の郭清を行う。同リンパ節を含む脂肪組織から胃壁小弯に向かう直動脈は胃壁前壁から順に長枝—短枝—長枝と長さが異なる。直動脈長枝沿い（胃壁直上）に小リンパ節を認めることも多く，小弯リンパ節は胃壁小弯に沿って曲面で剥離しなければならない。そのため，前壁から後壁または後壁から前壁といった一方向ではなく，双方から剥離している。どちらから開始してもよいが，出血した際に剥離面に血液がたまりにくく視野の妨げになりにくい後壁から剥離する手技について述べる（図83，図84）。

　＃1リンパ節の頭側縁を決めた展開を保持する（助手右手で胃膵ひだ，助手左手で小弯の脂肪組織を把持し衝立て状に展開）。前述した胃壁への直動脈の長枝を胃壁の損傷に注意しながら丁寧に剥離し，胃壁沿いに脂肪組織を剥離する。このとき胃壁と平行（口側—肛門側方向）の線維を丁寧に温存しながら剥離し，間に残った血管を処理していくと胃壁の筋層線維に薄膜がかぶった理想的な剥離層ができる。

　我々は通常の幽門側胃切除の際の切離線を統一している（当然腫瘍マージンが確保できない場合はさらに口側の切離とするが，前庭部にある腫瘍でも口側の切離線を肛門側に下げることはしていない。Denervationされた残胃を大きく残すことは栄養改善にはつながらずむしろ胃排出遅延を増加させると考えている）。通常小弯側は胃小弯の最終上行枝と大弯の左胃大網動脈最終前枝のライン（＃1と＃3aリンパ節領域の境界付近と大弯側左右胃大網動脈の分水嶺から直動脈1本分口側付近を結ぶ）で胃を離断している。後壁口側から直動脈長枝を2本ほど処理すると通常の胃口側切離線までの剥離は十分である。

　剥離が進むにつれて助手が挙上する組織が腹壁に当たるため，適宜持ち替えつつ適切なトラクションを保つ。後壁から深さにして2／3ほど進んだところで前壁からの剥離に移る。ロールアップしていた胃壁を元に戻し，助手が前庭部を患者右側に押し込む。そうすることで小弯の剥離方向と術者の右手の角度が合致する。その上で術者左手と助手右手で郭清組織と胃壁の対称な位置を把持し，三角形の術野を作る。前壁にも直動脈長枝は存在するため，胃壁の損傷に気をつけつつ慎重に剥離する。後壁からの剥離が十分なされていれば直動脈長枝を処理し，助手右手を術者でめくり上げるように展開していくと容易に後壁からの剥離層とつながる。口側の＃1リンパ節頭側縁までつなげて＃1，＃3リンパ節の郭清を終了する。

　噴門や腹部食道方向に伸びる血管は横隔膜周囲や＃2リンパ節につながるので郭清しすぎることのないように注意する。

第4章

再建

リニアステイプラーを用いた体腔内吻合

　腹腔鏡下胃切除術における再建方法に関して，体腔内吻合を伴う完全腹腔鏡下手術は，小開腹下に再建を行う腹腔鏡補助下手術と比較し，創部縮小効果による低侵襲性だけではなく，体形にとらわれない安全・確実な再建が可能となる利点がある。またリニアステイプラーは，迅速性，簡便性，良好な視認性，高い再現性，腸管径に依存しない吻合径などの利点を有しており体腔内吻合に適したデバイスと考えられ，当科では腹腔鏡下胃切除後の再建に関しては原則としてリニアステイプラーを用いた体腔内吻合を行っている。動作制限を受ける腹腔鏡操作において体腔内吻合は手術参加者の動作が噛み合わないと，術後合併症に直結するデリケートな操作である。動作のひとつひとつを術者，助手，スコピストの全員が事前にシミュレーションを行い，それぞれの一手一手まで詳細に共有しておくことでスムーズかつ安全な体腔内吻合を行うことができる。

幽門側胃切除術後の再建方法の選択

　当科では幽門側胃切除後の再建は，Billroth-Ⅰ法を第一選択としている。その理由として，術後の食餌の通過が生理的であることと，リニアステイプラーを用いたデルタ吻合により，腹腔鏡下に簡便で安全な再建が行えることが挙げられる。Billroth-I法による再建では吻合部に過度の緊張がかかると想定される場合や，進行癌症例で膵頭部付近での再発が危惧される場合に，Billroth-II法を選択している。また高度な食道裂孔ヘルニアがあり逆流が危惧される場合や糖尿病（diabetes mellitus; DM）でmetabolicな治療も併施する場合などにRoux-en-Y法を選択している。

4-1　Billroth-Ⅰ法再建

1　十二指腸切離

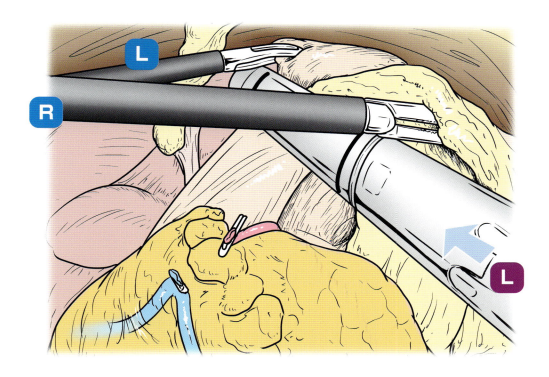

図85　十二指腸切離

　デルタ吻合は残胃と十二指腸の機能的端端吻合となる。緊張には強いが，十二指腸側の血流に注意が必要である。残胃-十二指腸縫合と十二指腸断端のステイプルラインの間の領域が血流不足に陥りやすく，この領域の血流を確保する必要がある。十二指腸を後壁-前壁方向に切離し，後壁側に小孔を設けて吻合することにより，この領域の血流を確保するようにしている。＃6リンパ節郭清後，助手左手で幽門部前壁，助手右手で幽門部後壁を把持して展開する。この際，術者が助手の把持する位置を誘導する。術者左手の鉗子をステイプラーと想定し，鉗子の深さや方向を確認しながら，十二指腸切離のシミュレーションを行う（エアーステイプラー）。左下ポート（術者左手）よりリニアステイプラー60 mmを挿入し，後壁から前壁方向に十二指腸を切離する（図85）。幽門輪の同定についてはMayo veinをメルクマールとし，また幽門輪の位置がわかりにくい場合には，十二指腸寄りでステイプラーを軽く閉鎖して幽門方向へ探ると，幽門輪の厚さによる抵抗を感じ，幽門輪の位置を同定することができる。残存十二指腸の長さは，共通口閉鎖の処置のために（後壁側で膵頭部より）2 cm程度が望ましいが，長すぎると血流不足となるので注意が必要である。

2 残胃側小孔の作成

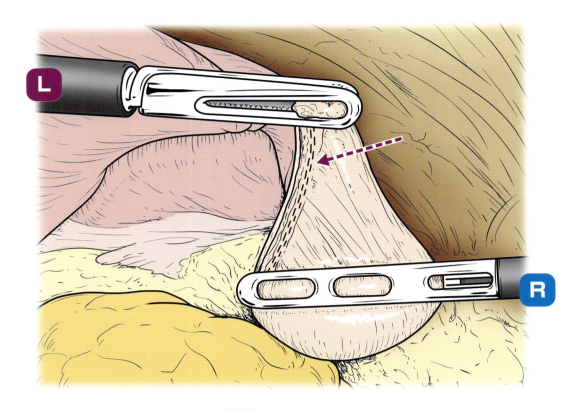

図86 残胃側小孔の作成

　膵上縁の郭清および幽門側胃切離・標本摘出後，再建に移る。十二指腸断端と残胃断端を把持し，実際の吻合を想定して誘導し，残胃と十二指腸に過度の緊張がかからないかを確認する（デルタcheck）。助手の鉗子で残胃大弯壁を大きく把持し，術者左手（剥離鉗子など先端が繊細に把持できるものがよい）で残胃大弯側断端を把持する。残胃大弯側からステイプルラインに沿って胃壁を全層切開し，1 cm程度の小孔を作成する。切離断端を切り落とさずに残しておくとステイプラーを挿入する際に，把持に利用することができる（図86）。小孔作成後，内腔を確認し吸引管で胃内容を吸引しておく。小孔は吸引管が抵抗なくスムーズに挿入できる程度の大きさがよい。ステイプラー挿入の際に粘膜が脱落することを防ぐため，小孔の前壁と後壁に全層縫合で支持糸をかけておく。

③ 十二指腸側小孔の作成

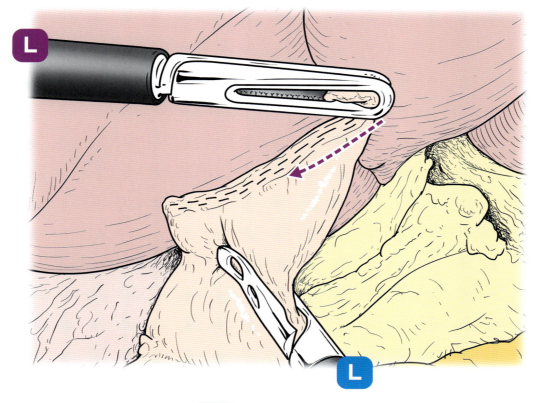

図87 十二指腸小孔の作成

　十二指腸後壁を膵頭部から約2 cmほど剥離・授動する。助手の鉗子で十二指腸後壁を大きく把持し，術者左手（剥離鉗子など先端が繊細に把持できるものがよい）で十二指腸後壁側断端を把持する。ステイプルラインに沿って後壁側から約1/3を切開し小孔を作成する（図87）。小孔作成後，内腔を確認し吸引管で十二指腸内容液を吸引しておく。小孔は吸引管が抵抗なくスムーズに挿入できる程度の大きさがよい。

4 ステイプラーの挿入〜吻合まで

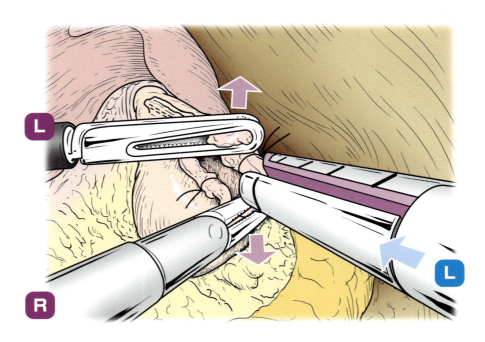

図88 残胃側のリニアステイプラー挿入

　術者の両手で残胃小孔の1時と7時の位置を把持して展開する。左下ポート（助手左手）よりリニアステイプラー45 mmを挿入し，カートリッジフォークを残胃内に挿入する（図88）。この際，術者の両手で小孔を展開し，ステイプラーの軸方向と残胃の長軸方向を合わせるように意識すると挿入しやすい。

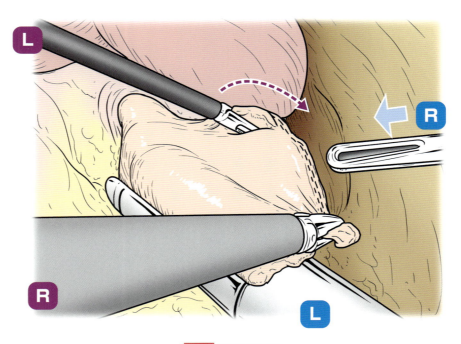

図89 残胃の回旋

ステイプラーをある程度挿入した時点で，術者が残胃断端を把持して時計方向へ回旋させ，そのままの位置で助手右手で残胃断端を把持し，回旋した状態を維持する（図89）。助手がステイプラーを仮閉鎖して残胃断端を把持し，回旋がずれないようにステイプラーを十二指腸断端近くまで平行移動させる。

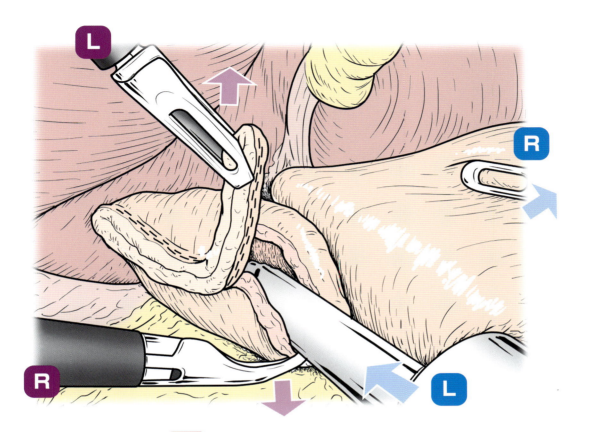

図90　十二指腸側のリニアステイプラー挿入

　ステイプラーの仮閉鎖を解除し，術者の両手で十二指腸断端と小孔を把持して展開し，"くつ下を履かせる" 要領で十二指腸断端をアンビルフォークにかぶせるようにして挿入する（図90）。ステイプラーが半分ほど挿入されたところでステイプラーを仮閉鎖し，術者は十二指腸断端のステイプルラインが直線化するように把持しなおす。ステイプラーの仮閉鎖を再び解除し，十二指腸をアンビルフォーク奥までかぶせる。この際に，ステイプラー先端が十二指腸壁を貫通しないように注意をする。何らかの原因で45 mmまでかぶせられないときには，無理せず40 mm程度に留めても術後に通過障害を来たすことはない。

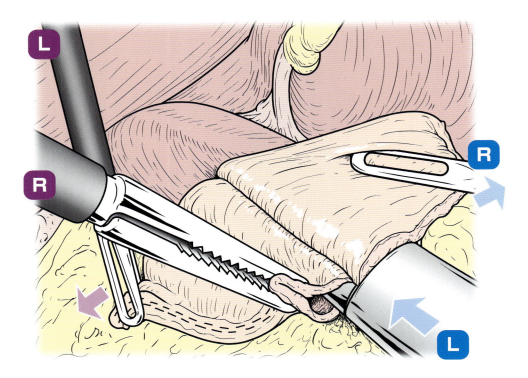

図91 吻合口の形成

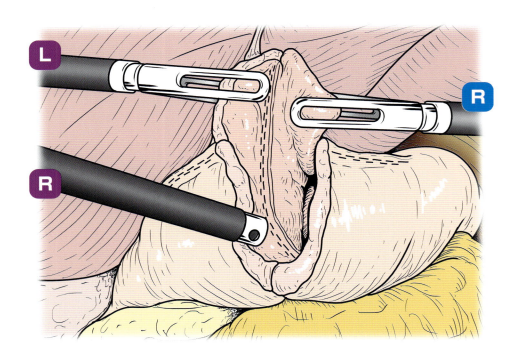

図92 吻合口の確認

　十二指腸断端を反時計方向に回旋し，残胃後壁と十二指腸後壁を段差のないように確実に合わせてリニアステイプラーを閉鎖しステイプリングする（図91）。吻合後の十二指腸側の血流を確保するために，残胃-十二指腸縫合と十二指腸断端のステイプルラインの角度が30-45°となるように十二指腸側をしっかりと回旋する。吻合口の内腔を観察し，ステイプルの形成が確実にされていること，出血がないことを確認する（図92）。

5 共通口の閉鎖

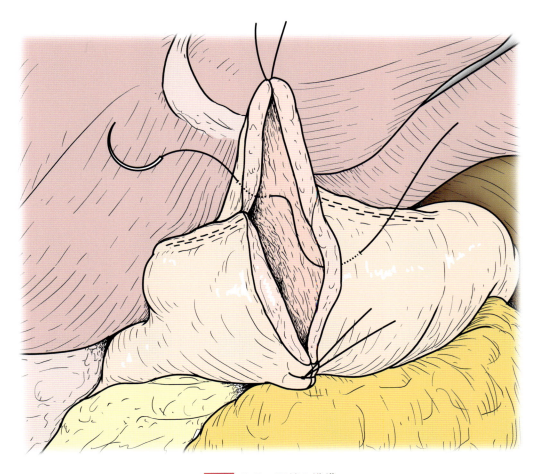

図93 共通口閉鎖の準備

　共通口に3-4本の縫合糸をかけて仮閉鎖する．まず残胃-十二指腸縫合のステイプルラインの両端に支持糸をかけて牽引し，次に残胃断端のステイプルラインが十二指腸断端のステイプルラインより頭側の位置になるよう軸を合わせて，1-2針支持糸をかける（図93）．このときに残胃側，十二指腸側ともにしっかりと全層に支持糸がかかるように注意する．特に十二指腸側はたるみやすく，セカンドステイプラーでの全層切離の際に不完全となりやすいため，残胃側との間にギャップが生じている場合には躊躇せず1針追加して全層を合わせておく．

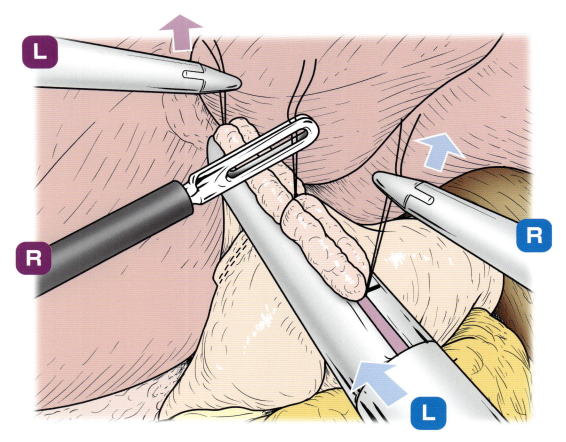

図94 共通口の閉鎖

　術者両手と助手右手の3本の鉗子で断端が直線化するように支持糸を把持して吊り上げ（支持糸の把持には持針器または剥離鉗子などを用いるとよい），助手左手の鉗子をステイプラーと想定し，鉗子の深さや方向を確認しながら，共通口閉鎖のシミュレーションを行う（エアーステイプラー）。左下のポート（助手左手）からリニアステイプラー60 mmを挿入する。吊り上げた支持糸を挟むようにステイプラーを挿入し，そのままステイプラーを背側にずらすようにしながら位置決めして閉鎖し，共通口を把持する。残胃側・十二指腸側ともに全層を確実に挟んでいることを確認してステイプリングする（図94）。通常は60 mmのステイプラー1本で閉鎖可能であるが，共通口が大きく1本で閉鎖が困難であれば躊躇なく2本目を使用する。切除断端を取り出し，直視下に全層性に切除されていることを確認する。

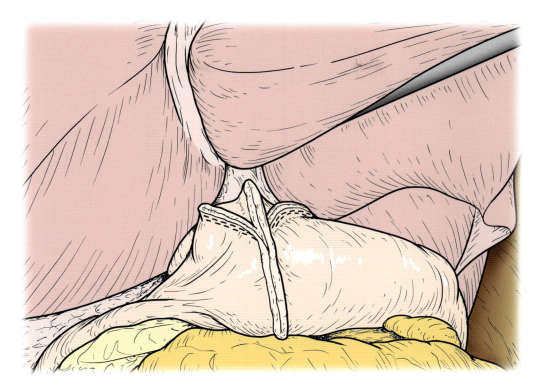

図95 Billroth-Ⅰ法再建の完成

　吻合終了後，断端のステイプリングが確実に形成されていること，出血がないことを確認する（図95）。また共通口閉鎖断端が右胃大網動脈断端に近い場合は，微小な膵液漏や縫合不全による右胃大網動脈断端からの出血を予防するため，閉鎖断端を埋没縫合する。

4-2 Billroth-II法再建

1 残胃-空腸吻合方向の決定

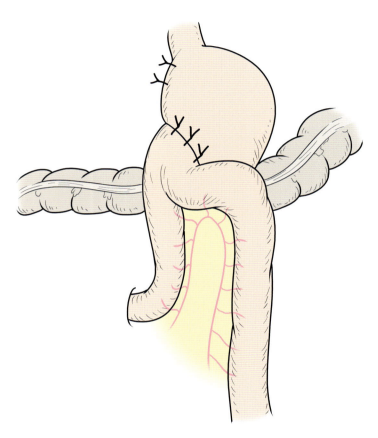

図96 Billroth-II法再建（概念図）

　Billroth-II法における残胃-空腸吻合は，残胃大弯後壁と空腸腸間膜対側の側々吻合で行っている．吻合する腸管の蠕動方向が同じになる"順蠕動風"と，逆になる"逆蠕動風"がある（幽門側胃切除では胃を支配している迷走神経が切離されるため，術後には残胃の蠕動はほとんど消失する．そのため実際には，吻合に際して蠕動方向による通過への影響はほとんどないものと考えられ，"～風"と表現している）．当科では，共通口閉鎖が食物排出経路に影響しないように，基本的には"逆蠕動風"の残胃-空腸側々吻合を行っている（図96）．また残胃と横隔膜脚を固定し，さらに輸入脚を吊り上げることにより，噴門→残胃-空腸吻合部→空腸輸出脚までの流れができるだけ直線化するようにしている．残胃が小さく"逆蠕動風"の吻合では輸出脚が吊り上がり，胃内容排出遅延が危惧される場合には，"順蠕動風"による残胃-空腸側々吻合を行っている．

第4章　再建

2 空腸吻合位置の決定

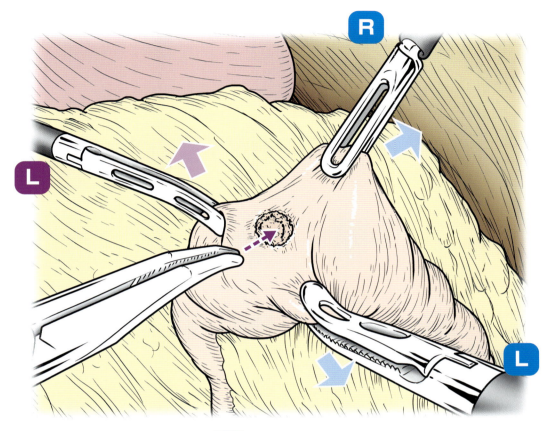

図97 空腸側の小孔作成

　空腸の吻合位置は，輸入脚が長くたわみすぎると輸入脚症候群の原因となりうると考えられるので，たわみを少なくして残胃と吻合した際に輸入脚と横行結腸間膜の間になるべく間隙ができないように輸入脚の長さを調整する（Treitz靱帯より約15－20 cm肛門側の位置であることが多い）。また基本的にはBraun吻合は追加していない。空腸の吻合部の位置を決定したら，ピオクタニンでマーキングをする。術者左手，助手両手で吻合予定部（ステイプラー挿入孔）の空腸壁の3点を把持して緊張をかけ，2等辺三角形の面になるように展開する。3点把持した三角形の中央に剥離鉗子の先端を垂直に当てて通電しながら小孔を作成する（図97）。小孔作成後，内腔を確認し吸引管で空腸内容液を吸引しておく。小孔は大きくなりすぎないように注意し，吸引管が抵抗なくスムーズに挿入できる程度の大きさがよい。腸管内容が漏れないように，助手左手で小孔がふさがるように腸管壁を把持しておく。

3 残胃の小孔作成

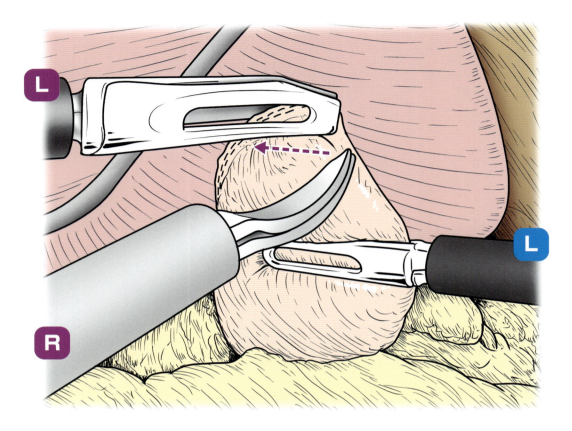

図98 残胃側の小孔作成

　助手の鉗子で残胃大弯壁を把持し，術者左手（剥離鉗子など先端で繊細に把持できる鉗子がよい）で残胃大弯側断端を把持する。残胃大弯側から全層性に切開し，1 cm程度の小孔を作成する（図98）。切離断端を切り落とさずに残しておくとステイプラーを挿入する際に把持に利用することができる。内腔を確認し，吸引管で胃内容を吸引しておく。小孔の大きさは吸引管が抵抗なくスムーズに挿入できる程度の大きさがよい。粘膜の脱落を防ぐため小孔に，小孔の前壁と後壁に全層性に支持糸をかけておく。

4 ステイプラーの挿入〜吻合まで

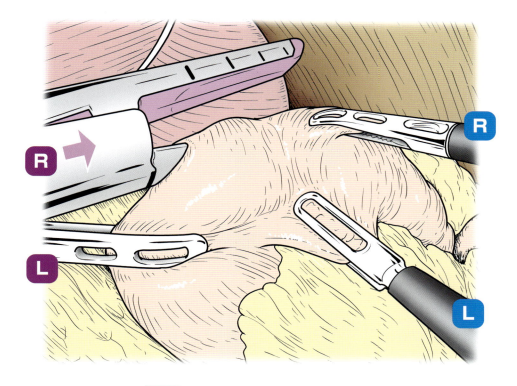

図99 空腸側のリニアステイプラー挿入

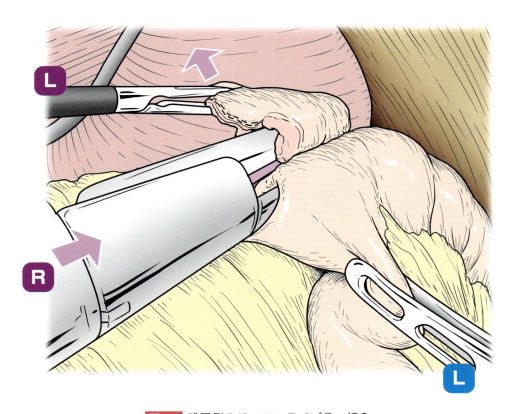

図100 残胃側のリニアステイプラー挿入

4-2 Billroth-II法再建

右下のポート（術者右手）よりリニアステイプラー45mmを挿入し，空腸にアンビルフォークを挿入して仮閉鎖する（図99）。ステイプラー挿入の際には，術者左手と助手左手で小孔の近くを把持し，助手右手で小孔より5cmほど肛門側の位置を把持して，ステイプラーの軸方向と空腸の長軸方向を合わせるようにすると挿入しやすい。助手左手で挿入孔の口側の位置を把持して，空腸が脱落するのを防いでおく。ステイプラーを残胃の近くまで誘導し，仮閉鎖を解除してカートリッジフォークを残胃内に挿入する（図100）。この際，術者左手と助手左手で残胃の小孔をしっかりと展開し，ステイプラーの軸方向と残胃の長軸方向を合わせると挿入しやすくなる。

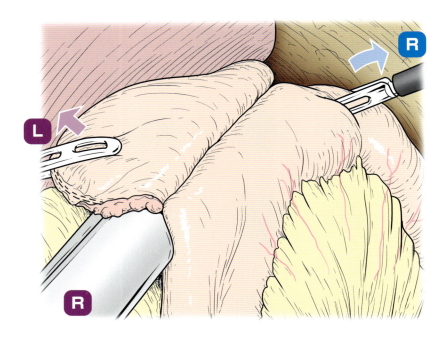

図101 吻合口の完成

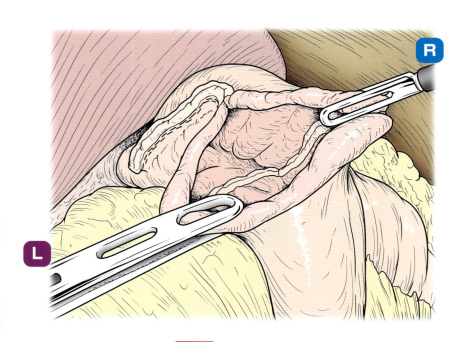

図102 吻合口の確認

残胃大弯側後壁と空腸腸間膜反対側を段差のないよう確実に合わせてステイプリングする（図101）。吻合口の内腔を観察し，ステイプルが確実に形成されていること，出血がないことを確認する（図102）。

5 共通口の閉鎖

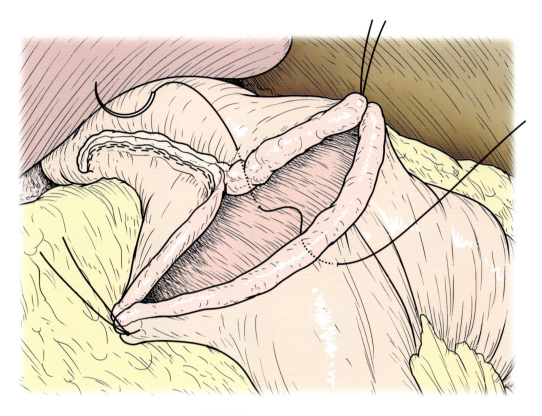

図103　共通口の仮閉鎖

　共通口に3-4本の縫合糸をかけて仮閉鎖する（図103）。まず残胃－空腸縫合線の断端に支持糸をかけて吊り上げ，両端の間を1-2本の支持糸をかける。この際には空腸側，残胃側ともに確実に全層に支持糸がかかるように注意する。術者左手，助手両手で断端が直線化するように支持糸を把持して吊り上げ（支持糸の把持には持針器または剥離鉗子などを用いるとよい），術者右手の鉗子をステイプラーと想定し，鉗子の深さや方向を確認しながら，共通口閉鎖のシミュレーションを行う（エアーステイプラー）。

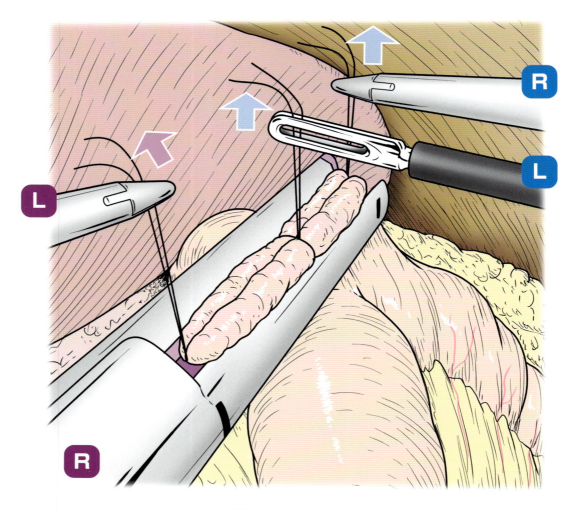

図104 共通口の閉鎖

　右下のポート（術者右手）からリニアステイプラー60 mmを挿入する。吊り上げた支持糸を挟むようにステイプラーを挿入し，そのままステイプラーを背側にずらすようにしながら位置決めして閉鎖し，共通口を把持する。その際，輸入脚側の空腸が重力でねじれてステイプルラインが腸管に対して短軸方向にならないことがあるので注意する。残胃側・空腸側ともに全層を確実にはさんでいることを確認してステイプリングする（図104）。通常は60 mmのステイプラー1本で閉鎖可能であるが，共通口が大きく1本で閉鎖が困難であれば躊躇なく2本目を使用する。切除断端を取り出し，直視下に全層性に切除されていることを確認する。

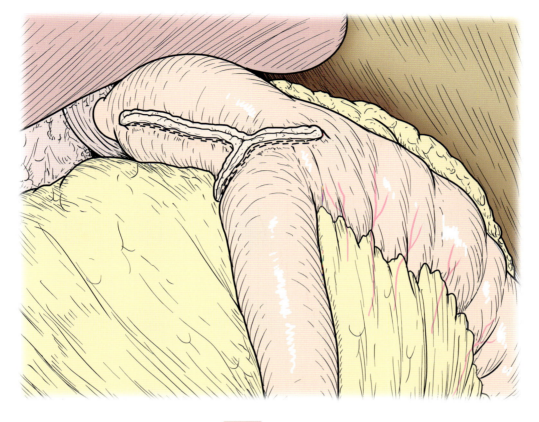

図105 吻合完成

　吻合終了後，断端のステイプリングが確実に形成されていること，出血がないことを確認する（図105）。

6 輸入脚の吊り上げと残胃の横隔膜脚への固定

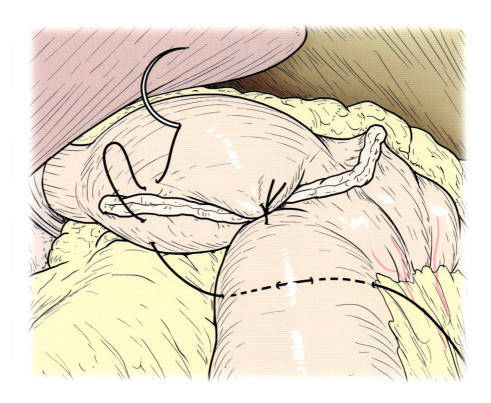

図106 輸入脚の吊り上げ固定

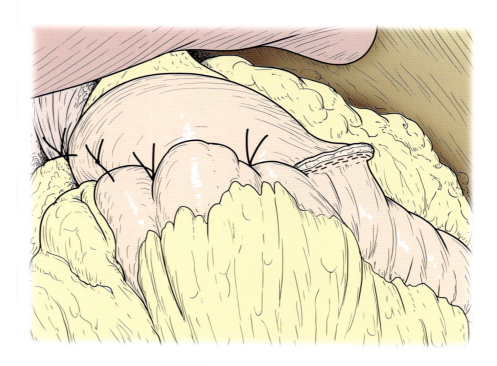

図107 Billroth-II法再建の完成

残胃切離断端を覆うように，残胃と輸入脚空腸を3-4本縫合して輸入脚を吊り上げる（図106）。この際には残胃-空腸吻合部に近い位置から，空腸腸間膜反対側と残胃断端の前後壁側に漿膜筋層縫合をかけていく。この輸入脚の吊り上げにより，食物の輸入脚への流入を少なくし，輸入脚症候群となることを回避できると考えられる。また残胃が左上腹部へ落ち込まないようにするために，残胃後壁と横隔膜脚を非吸収糸2-3本で縫合して固定する（図107）。これにより，噴門→残胃-空腸吻合部→空腸輸出脚への流れが直線に近い形となり，残胃内容停滞を防ぐことができる。

7 "順蠕動風"の残胃-空腸吻合

　残胃が小さく"逆蠕動風"の残胃-空腸吻合では輸出脚が吊り上がり，術後に胃内容排出遅延が危惧される場合には，"順蠕動風"の残胃-空腸側側吻合を行っている。空腸吻合位置の決定については"逆蠕動風"と同様であるが，残胃-空腸側側吻合については，空腸の方向が逆となる。残胃が小さい場合に大弯側にステイプルに十分な直線距離が保てない場合があり，その際は大弯側断端ではなく数cm小弯側よりでステイプルを切離し，小孔を作成する。また共通口閉鎖に関して，ステイプラーによる閉鎖では食物排出経路への影響が懸念されるため，排出経路狭窄予防のために原則として全層1層の手縫い縫合で閉鎖を行っている。また輸入脚の吊り上げは行っていないが，残胃の横隔膜脚への固定は行っている。

Index

和文

あ

アンビルフォーク……89, 98

い

胃口側切離線……82
胃結腸静脈幹（GCT）……25, 26, 29, 31
胃十二指腸動脈（GDA）……24, 30, 31, 51, 57, 58, 62
胃膵ひだ……64, 68, 74, 80, 82
胃膵ひだ背側の剝離……54
胃排出遅延……82

え

エアーステイプラー……85, 92, 99
栄養改善……82
エネルギーデバイス……4

お

横隔膜脚……54, 102

か

カートリッジフォーク……88, 98
解剖学的個人差……28
"肩"……67, 69, 74
下大静脈……72
仮閉鎖……89, 91, 98, 99
肝挙上……10
肝挙上鈎……3
肝十二指腸間膜……50-52, 62, 73
鉗子類……7
完全腹腔鏡下手術……84
肝臓の圧排……72
肝損傷のリスク……47

き

機能的端端吻合……85
逆L字漿膜切開……51
逆L字切開……59
"逆蠕動風"……94, 103

共通口……91, 99
共通口閉鎖……92, 99

く

空腸の吻合位置……95

け

血管転がし……55
血管を転がす展開……74
結腸間膜……13, 23, 27, 28

こ

交感神経……57, 76
後腹膜……73, 76
後腹膜と胃間膜の癒合部……54
固有肝動脈（PHA）……51, 58, 60
転がしガーゼ……57, 58, 64

さ

サージカルクリップ……10
最終ドレナージ血管……65
残胃 - 空腸側側吻合……94, 103
残胃 - 空腸吻合……94, 103

し

止血用器具……8
支持糸……86, 91, 92, 96, 99, 100
糸針……10
自動縫合器……9
十二指腸切離……47, 85
出血……32, 57, 64, 93, 99
出血時の対応……62
"順蠕動風"……94, 103
小開腹……84
使用機材……4
小孔……47, 86-88, 95, 96
上十二指腸動脈……45
上腸間膜静脈（SMV）……31
小網……50, 52
食道胃接合部……53
食道裂孔ヘルニア……53, 84

食物排出経路……94, 103
神経……30
神経把持……70
滲出液……72

す
膵液漏……93
膵下縁……25, 27
膵後筋膜……78
膵転がし……55, 64, 74
膵上縁郭清（＃8a, 9, 11p, 12aリンパ節）……55
膵前筋膜……28, 33, 35
ステイプリング……90, 92, 99, 100
ステイプルライン……85-87, 89, 90

せ
（胃後壁と膵前面の）生理的癒着……24
（横行結腸間膜前葉と胃後壁との間の）生理的癒着……23
セカンドステイプラー……91
切離線……82
（横行結腸間膜と膵前筋膜の間の）線維性癒合部……27
（大網と結腸間膜の）線維性癒合部……28
（大網と横行結腸との間の白色の）線維性癒着（生理的癒着）……14
前上膵十二指腸静脈（ASPDV）……33, 34
前上膵十二指腸動脈（ASPDA）……31

そ
造影CT検査……65
総肝動脈（CHA）……51, 55, 57, 62, 65, 67, 71
早期分岐型左肝動脈……58
側側吻合……94
疎性結合織……28, 57
疎性結合性領域（無血管領域）……18
疎な結合織……27, 62, 78

た
体腔内吻合……84

大網……14, 28
大網切離……22
大弯側郭清……20

ち
直動脈……82

つ
衝立て状（いわゆるlike a matador）に展開……80, 82

て
手縫い縫合……103
デルタcheck……86
デルタ地帯……31
デルタ吻合……84, 85

と
糖尿病……84
鈍的剥離……62, 67, 78

な
内臓脂肪が多い症例……14
（幽門下領域郭清における）内側アプローチ……32
内側アプローチ……54, 55, 63

は
排出経路狭窄予防……103

ひ
脾……15
ピオクタニン……95
脾静脈（SpV）……65, 78
左胃静脈（LGV）……65, 67
左胃大網動静脈……16
左胃大網動静脈切離……17
左胃大網動脈最終前枝……82
左胃動脈（LGA）……52, 55, 67, 68
左胃動脈（LGA）の先行切離……63
左横隔膜脚……54, 55, 74

左肝動脈⋯⋯⋯51
左下横隔膜動脈⋯⋯⋯54
左副肝動脈⋯⋯⋯52
左腹腔神経節⋯⋯⋯55
脾動脈(SpA)⋯⋯⋯55, 64, 65, 67, 74, 76, 78
脾動脈周囲神経⋯⋯⋯74
被膜⋯⋯⋯76
被膜切開⋯⋯⋯64
被膜先行切離⋯⋯⋯55

ふ

腹腔鏡補助下手術⋯⋯⋯84
腹腔神経節⋯⋯⋯67, 74, 79
腹腔動脈(CA)⋯⋯⋯55, 67, 69
腹腔動脈周囲神経⋯⋯⋯74
腹部食道⋯⋯⋯53, 82
腹膜⋯⋯⋯61
副右結腸静脈(ARCV)⋯⋯⋯26, 29
分水嶺⋯⋯⋯12

ほ

縫合不全⋯⋯⋯93
ポート⋯⋯⋯9
ポート配置⋯⋯⋯2

ま

埋没縫合⋯⋯⋯93
マタドール様に展開[like a matador]⋯⋯⋯22

み

右胃大網静脈(RGEV)⋯⋯⋯25, 26, 29, 30-33
右胃大網静脈(RGEV)の切離⋯⋯⋯34
右胃大網動脈(RGEA)⋯⋯⋯24, 30, 31
右胃大網動脈(RGEA)右側神経⋯⋯⋯32, 38
右胃大網動脈(RGEA)の処理⋯⋯⋯40
右胃動脈(RGA)⋯⋯⋯42, 43, 45, 50, 58, 59
右胃動脈切離⋯⋯⋯59
右横隔膜脚⋯⋯⋯54, 55
右下横隔膜動脈⋯⋯⋯54
右腹腔神経節⋯⋯⋯55

め

迷走神経後幹⋯⋯⋯80
迷走神経前幹の肝枝⋯⋯⋯52

も

網嚢⋯⋯⋯14
門脈(PV)⋯⋯⋯57, 62, 65, 71
門脈(PV)の損傷⋯⋯⋯62

ゆ

幽門下静脈⋯⋯⋯32
幽門下動脈(IPA)⋯⋯⋯39
幽門輪⋯⋯⋯85
癒合筋膜⋯⋯⋯74
輸入脚⋯⋯⋯95, 100, 103
輸入脚症候群⋯⋯⋯95

り

リニアステイプラー⋯⋯⋯9, 47, 84, 85, 88, 92, 98, 100
リンパ液漏出⋯⋯⋯57

欧　文

Backside coagulation⋯⋯⋯4
Billroth-I法⋯⋯⋯84, 85
Billroth-II法⋯⋯⋯84, 94
Braun吻合⋯⋯⋯95
D1+郭清⋯⋯⋯18, 52, 61, 64, 75
D2郭清⋯⋯⋯62, 74
DM(diabetes mellitus)⋯⋯⋯84
fire⋯⋯⋯47
Mayo vein⋯⋯⋯85
metabolicな治療⋯⋯⋯84
outermost layer⋯⋯⋯31, 79
(ASPDAの) outermost layer⋯⋯⋯32, 38
(CHAの) outermost layer⋯⋯⋯57, 58
(CHAやSpAの) outermost layer⋯⋯⋯55
(LGAの左右の) outermost layer⋯⋯⋯67
(PHAの) outermost layer⋯⋯⋯59, 61, 62

（PHAや左肝動脈の）outermost layer……51
（SpAの）outermost layer……64
Roux-en-Y法……84
Scope……4
Thick-bite sealing……4
Thin-bite cutting……4
Treitz靭帯……95
Winslow孔……61, 73

記　号

＃1, 3aリンパ節……82
＃1リンパ節の頭側縁……53, 80
＃2リンパ節……82
＃4sbリンパ節郭清頭側縁……19
＃6vリンパ節背側下縁……33
＃6vリンパ節下端……35
＃8aリンパ節……57, 61, 73
＃8xリンパ節……57
（右側）＃9リンパ節……70
（左側）＃9リンパ節……73, 79
＃9リンパ節上縁……54
＃10リンパ節……18
＃11pリンパ節……64, 73, 78
＃12aリンパ節……61, 62, 73
＃12aリンパ節郭清……51
＃16a2intリンパ節……55
＃16a2latリンパ節……55, 73, 79
＃16リンパ節……55

FUJITA'S TEXT 1
腹腔鏡下幽門側胃切除
―outermost layer に基づくこだわりの手術―

定価（本体 10,000 円＋税）

2017年12月10日　第1版第1刷発行

監　修	宇山　一朗
編　著	石田　善敬・角谷　慎一
	柴崎　　晋・中内　雅也
発行者	福村　直樹
発行所	金原出版株式会社
	〒113-0034　東京都文京区湯島2-31-14
	電話　編集　　　（03）3811-7162
	営業　　　（03）3811-7184
	FAX　　　　　　（03）3813-0288
	振替口座　　　00120-4-151494
	http://www.kanehara-shuppan.co.jp/

©2017
検印省略
Printed in Japan

ISBN978-4-307-20380-7

印刷・製本／シナノ印刷
イラスト／MEDICA　川本　満
装丁・本文デザイン／朝日メディアインターナショナル

JCOPY ＜（社）出版者著作権管理機構　委託出版物＞

本書の無断複製は著作権法上での例外を除き禁じられています。複製される場合は，そのつど事前に，（社）出版者著作権管理機構（電話 03-3513-6969，FAX 03-3513-6979，e-mail : info@jcopy.or.jp）の許諾を得てください。

小社は捺印または貼付紙をもって定価を変更致しません。
乱丁，落丁のものはお買上げ書店または小社にてお取り替え致します。